不可不知的中医常识，惠及大众的养生智慧

跟王凤岐学中医

王凤岐◎著

[王凤岐基层老中医传承工作室]

中原出版传媒集团
大地传媒

河南科学技术出版社

图书在版编目（CIP）数据

跟王凤岐学中医 / 王凤岐著 . —郑州 : 河南科学技术出版社 , 2016.4
（2023.2重印）
ISBN 978-7-5349-8424-2

Ⅰ . ①跟… Ⅱ . ①王… Ⅲ . ①中医学—基本知识 Ⅳ . ① R2

中国版本图书馆 CIP 数据核字 (2016) 第 075024 号

出版发行：河南科学技术出版社
　　　　　地址：郑州市经五路 66 号　　邮编：450002
　　　　　电话：（0371）65788613　　65788629
　　　　　网址：www.hnstp.cn
策划编辑：马艳茹　范广红
责任编辑：邓　为
责任校对：柯　姣
整体设计：海　枫
责任印制：朱　飞
印　　刷：永清县晔盛亚胶印有限公司
经　　销：全国新华书店
幅面尺寸：170 mm×240 mm　　印张：13　　字数：150 千字
版　　次：2016 年 4 月第 1 版　　2023年2月第2次印刷
定　　价：48.00 元

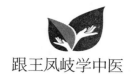

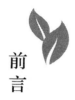

前言

目前，喜欢中医的人越来越多，很多人在身体不舒服的时候也喜欢找中医来调理或治疗。老百姓日常生活中的养生保健知识，基本上都和中医理论有关，都是在实践和验证中医理论。在这样的氛围下，想学中医或者说希望自己具备系统中医知识的人，也越来越多。

中医好不好学？这恐怕是很多想学中医的人心头的最大疑问。回答这个问题，可以用两句话来概括：第一句话是学习中医并不难；第二句话是学好中医不容易。也就是说，如果只想对中医有粗浅的认识，掌握一些中医的基本知识，只要自己肯努力，多读书，跟老师多学习就能实现；但要真正成为一个好中医，真正在理论和实践上有较高的造诣，确实不容易。古人有"学中医，活到老学到老，学到老学不了"的感慨，由此可见一斑。

那么，对于中医爱好者和初学者来讲，学好中医到底有没有一个明确的路径呢？我的建议是：第一，要多读书，读一些中医的经典著作，会背诵并且能深刻理解；第二，就是踏踏实实地把中医理论用之于临床；第三，我认为是一个比较高级的阶段，就是能自己"悟"，能悟出一些道理来，把中医的理论和自己的临床实践相结合，悟出自己的收获和见解。这也正是从理论到实践，再从实践到理论的过程，是认识和实践的再升华。

其实，对于中医爱好者和初学者来说，较为简便的方法，就是先把中医的基础知识了解、熟悉和掌握。有了一定的基础，就为理解中医经典理论、给临床实践打下坚实的基础。

中医的基础知识，主要包括中医的基本理论、诊断知识、中药和方剂等。这也是中医由入门到提高必须掌握的知识。如果掌握这些知识，中医的提高也就无从谈起。

中医的基本理论，主要包括中医的阴阳学说、五行学说、脏腑学说、经络俞穴学说、病因病机学说，以及中医历史上形成的比较著名的几个学说流派，我们称之为各家学说。学完这些知识，就会对中医有了一个初步的认识，学会中医的思维方式，有了中医的整体观念和辨证论治知识，才会为我们进一步学习中医奠定基础。

学习完中医的基本理论，还要学中医的诊断，熟悉中医是怎么辨病和辨证的。中医的诊断主要是大家都比较熟悉的望闻问切，虽然很多人熟知，但要真正理解和掌握望闻问切的内涵，并不是一件容易的事情。这需要大家把理论和临床相结合，才能把中医的诊断学习好。

中医的辨证论治体系，主要是按照八纲辨证、六经辨证、

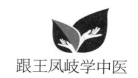

三焦辨证、卫气营血辨证、气血痰湿辨证等来展开的。这本书里，我也着重介绍了一下我提出的"三元辨证法"，简而言之，就是天、地、人三元，我认为这是针对不同的自然界的气候、地理环境，和人体的体质以及不同的职业等创立的，对诊断疾病都是极为重要的因素。

中医的治疗方法，主要是汗、吐、下、和、温、清、消、补八法，临床上，这八种方法可以单独使用，也可以杂合用之，具体如何用，要根据中医理论和临床实际来决定。

学完了中医的基本理论和诊治方法，真正用之临床的就是中药和方剂。在这部书中，我介绍的中医方剂，都堪为临床用之屡验的方剂。方的组成都不复杂，但君臣佐使清晰分明，用药简要，针对性强。而且，很多我们临床上的方剂，都是根据实际情况来组合加减变化的，这也是为了适应不同的病证需要而创立的。

学好中药的关键是理解。中药虽然多，但不外乎寒热温凉平之性、辛甘酸苦咸之味。中药根据药性，又分为发表、清热、祛暑、止咳、化痰、活血、止血、泻下、理气、利下、补益、开窍、祛风寒湿、驱虫、固涩等，书中列举的这些中药，都是临床上用得比较多的，有些中药性味虽很相似，但功用有差别，学习时应当加以区别。

在临床实践中，经常会把两味、三味中药协同使用，是谓药组。在书末我列举了我跟师后总结的药组，用之临床，可谓其效如桴鼓。我用三种方式介绍给大家。

学好中医，既需要执著与热情，也需要坚持和不懈。从爱中医变成懂中医，尚需经过漫长而刻苦的学习过程。王太仆云："将升岱岳，非径奚为；欲诣扶桑，无舟莫适。"学习中医，勤苦是探赜索隐的舟楫，指导书籍也是登堂入室不可或缺的门径，我的这本指导中医入门的拙著，曾与丁志远、马石征、杨奇君、杨婕、范春玲、李书辉、贾博宜等同学谈起，得到了共识，增强了我的信心，责编邓为同志为此出力不少，在此致意。若能对你也有所帮助，便也无憾了。

王凤岐
2016 年春

上篇　中医基础

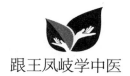

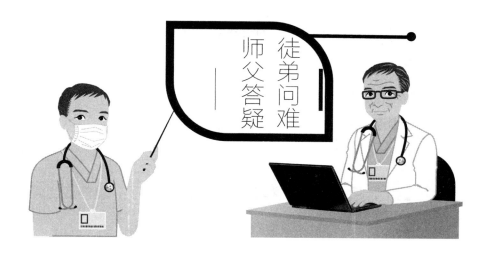

（一）怎样学中医

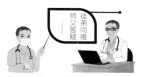

¤ 徒：师父，学中医容易吗？

⊕师：学习中医很容易，学好中医很不容易，所以中医界的前辈们常说"学中医者，要活到老学到老，学到老学不了"。学习中医要有三个阶段：第一个阶段，下苦功夫多读书，对于经典的东西要尽可能背诵一些作为基础。第二个阶段，结合临

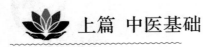

证的使用，运用学过的基础理论的知识反复地、不厌其烦地去应用和思考。第三个阶段，经过几番上述的反复、不断的思考，真正从中"悟"出一些自我的收获和见解，不断地学，不断地用，再不断地悟，可以综合为三条，即学、理、用，这就是学中医的方法和升华的过程。

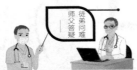

¤ 徒：老师，我知道学习中医的三大方法了，具体应当怎么学呢？

⊕师：因为中医是在中国传统文化指导下产生的，所以学习中医不能脱离中国传统文化的范围，特别是中国传统文化中在技术和学术上的传承、方法。例如，中医学术的传承，就有家传、师承、自学私淑等多种形式。除此以外，学中医首先要有整体观，有两个含义。一是人体本身是一个完整的整体，中医也叫形神合一，即躯体与精神的统一。二是人与大自然的统一，也就是人与大自然及社会，包括了周围的环境、天时、地理、人事等都是一体的。总之，人在世界上不是孤立的，人得病，病也不是孤立的，前一个整体观容易理解，后一个整体观要随时牢记勿忘。

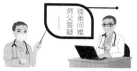

¤ **徒：师父，学中医应从何学起？**

⊕师：中国传统文化中，常用四个字来概括。例如，天气有春、夏、秋、冬四季，方向有东、南、西、北，人有男、女、老、少，人事有衣、食、住、行，文艺有吹、拉、弹、唱，戏曲有唱、念、做、打，……中医就是理、法、方、药，学中医，就先以理、法、方、药开始。

（二）中医有哪些基础理论

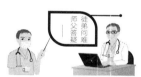

¤ **徒：师父，中医的基础理论有哪些？**

⊕师：中医学的基础理论我认为主要有六大学说：第一个是阴阳学说；第二个是五行学说；第三个是脏腑学说；第四个是经络俞穴学说；第五个是病因病机学说；第六个是各家学说。下面，我就这几个学说分别谈一谈。

1. 阴阳学说

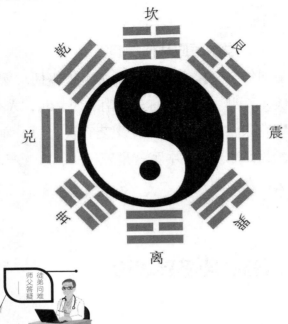

¤ **徒：先给我讲讲阴阳学说吧？**

⊕师：我先给你们谈谈阴阳学说。阴阳学说既不是中医独有，也不是迷信之说，而是古人在观察自然现象中归纳出来，用来解释自然现象的思想方法。中国古人发现世界万物都有正反两种属性，这种属性是相对而又统一的，普遍存在于一切事物中，为此创立了阴阳学说，用阴阳这个名词代表一切事物中存在着的相对统一关系，如天为阳，地为阴；日为阳，月为阴；火为阳，水为阴，并用相反相成、相对统一的道理来解释宇宙间的一切事物变化。

中医用阴阳学说来说明医学上的基本问题，这称为中医理论的思想体系。它贯穿在中医学的生理、病理、诊断、治疗和药物等各个方面，构成了一整套合乎客观实际的医疗方法，灵活、全面而又正确地指导着中医的临床实践，千百年来保护着中华民族的健康繁衍。

阴阳学说在中医的生理、病理、诊断、治疗及药物使用上都起着指导意义。例如，在生理上，中医认为人体的生理可以用阴阳学说来解释。一般地说，阳的性质主动，阴的性质主静，阳有保卫体表的功能，阴在内有支持阳的作用，故《黄帝内经》有"阴在内阳之守也，阳在外阴之使也"的说法。在生理上，体表如皮毛、肌肉筋骨为阳，在人体内脏腑等为阴；在内则五脏主藏精气为阴，而六腑司传导又为阳；在人体背为阳，腹为阴，外侧为阳，内侧为阴；在人的位置上上焦为阳，下焦为阴；从物质上与功能上，气为阳，血为阴，体为阳，用为阴。可以这样说，人体的各处都存在着阴阳的属性，用以说明人体的生理的属性与功能。

在人体的病理上，根据发病的部位和性质来区别。表证属阳，里证属阴，热证属阳，寒证属阴。凡是功能衰退的，如少气懒言，怕冷疲倦，不耐劳者多为阳的不足，称之为阳虚；凡是物质的损失，如贫血、遗精等，或常消瘦，面色萎黄等阴的不足，我们称之为阴虚。中医因此又把一般症状分为四个类型，即阴虚、阳虚、阴盛、阳盛。同时，又指出阳虚者外面应寒的现象，阴虚里面又有热的现象，阳盛者生外热、阴盛者又生内寒的现象。总而言之，一切亢盛兴奋的有热性倾向的都属于阳证，而衰弱的、潜伏的有寒性倾向的都属于阴证。

在诊断上，我们用脉诊和舌诊来说明阴阳。脉诊对中医诊断疾病十分重要，可以把脉诊分为六个纲要去理解，分别是浮、沉、迟、数、有力、无力。在体状上分为浮沉，浮为阳，沉为阴；在脉跳快慢上有迟数之分，迟为阴（寒或虚），数为阳（热或实）；有力为阳为热为实，无力为阴为虚为寒。从舌诊来说，舌质的变化属于气血的病变，如舌色红是热属阳，舌色淡是虚或寒属阴，所以《黄帝内经》有"善诊者，察色按脉，先别阴阳"的说法。

在治疗上，寒证用温法，热证用凉法，虚证用补法，实证用泻法。又有阳盛则阴病，阴盛则阳病，阳胜则热，阴胜则寒，重寒则热，重热则寒，所以，《黄帝内经》上有"阳病治阴，阴病治阳，从阴引阳，从阳引阴"的治病大法。

中药的药性也受阴阳学说的指导。如中药的药性分为气和味，一般地说，气为阳，味为阴。气又分寒、热、温、凉四气，寒凉为阴，温热为阳；味又分为酸、苦、甘、辛、咸五味，而辛甘为阳，酸苦咸为阴。辛热的药能升能散，而苦寒的药能降能泻。再如，能健脾益胃的药为阳药，有滋养肝肾功能的药为阴药，所以中药的药理作用就是中医基础理论在中药学上的应用，因此必须了解阴阳学说才能在临床实践中正确地使用中药。

《黄帝内经》里说，"阴阳者，数之可十，推之可百，数之可千，推之可万，万之大不可胜数，然其要一也"。这就说明，不论事物的巨细，只要有相对统一的存在，均可以用阴阳来解释。故中医中就有了阴中有阳、阳中有阴、阳中有阳、阴中有阴的进一步分析，也就是说阴阳的里面还可以分出阴阳。例如，以人

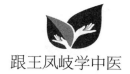

的脏腑为例，五脏为阴，六腑为阳。在五脏中，心肺在上为阳，肝脾肾在下为阴，心又为阳中之阳，肺为阳中之阴，肝为阴中之阳，肾为阴中之阴，而脾为阴中之至阴。药物的气味方面也是如此，如气为阳，味为阴，气厚者为阳中之阳，气薄者为阳中之阴，味厚者为阴中之阳，味薄者为阴中之阴。这样的分析是从客观实践中总结出来又回到实践中证明的。

举个实例说明。如临床常见的出虚汗，白天为阳盛，若白天出汗，中医认为是阳虚，常用生黄芪一类阳药治疗；若夜间出汗，名为盗汗，中医认为是阴虚，因夜间属阴，治疗时用地黄或山萸肉等补阴补血药治疗。中医认为阳虚不能固表所以自汗，治以补阳固表；阴虚不能敛液故盗汗，当予补阴补血补液。

由此可见，阴阳学说在中医学中是深入浅出、综合归纳出的一种分类方法，阴阳是事物相对统一的概括性代名词。故无论是物质的、功能的，还是部位的、性质的，都可以用阴阳来解释和概括，不过应当明确，中医广泛地把阴阳应用于各个方面都是实有所指的，不是空虚泛泛的。所以，要想彻底明白阴阳的道理，必须通过临床实践才能明白阴阳在中医学中的作用和实用价值，才不至于认为阴阳是空谈的。

如热虽属阳，但还有表里之别，又有虚实的不同，也就是说阴阳虽是相对统一，但在阴阳之中还有阴阳之分，还有阳生阴长、阳杀阴藏，即阴阳之间又相互依赖、相互制约，表面上相反，实际上又相成，只有阴阳和谐人体才能健康无病，所以《黄帝内经》上才说"阴平阳秘，精神乃治"。

2. 五行学说

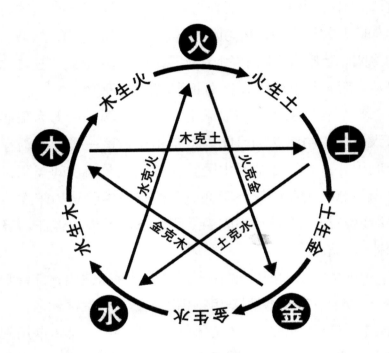

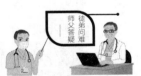

☒ 徒：师父，您能再给我们讲讲五行吗？

⊕师：好，五行指木火土金水，古人用五行的分类法，把世上的一切物质进行了归类。五行之间一是具有相生关系，如木生火、火生土、土生金、金生水、水生木，每一行都有生我和我生两个方面，称为母子关系。二是具有相克制化关系，如金克木、木克土、土克水、水克火、火克金。我们要注意的是，

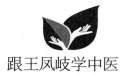

我生的是制止克我的，只有这样才能保持动态的平衡，例如，木克土，但土生金，金又克木。

另外，当一行有余，不但能克所胜，反而能侮其所不胜，或不及不但不能克所胜，反被所不胜而乘侮，这些都说明了五行是事物的分类归纳，但又有生克制化的法则，这是五行学说的原意。用这一学说来说明人体内部的相互关系，在中医学中主要是将自然界和人体组织在一定情况下归纳起来，同时以五行的生克制化的关系说明脏腑之间的相互关系。例如，在自然界中如方位有东、南、中、西、北等五方，季节上有春、夏、长夏、秋、冬五季，气候上有风、暑、湿、燥、寒五气，生化过程有生、长、化、收、藏，又有青、赤、黄、白、黑五色，五味有酸、苦、甘、辛、咸，在人体方面有肝、心、脾、肺、肾五脏，外有目、舌、口、鼻、耳五官，还有如筋、脉、肌、皮、骨等五体，怒、喜、思、忧、恐等五志。明白了这一归类方法，当接触到某一行性质的事物时，便可以通过直接或间接的关系对它们分析，以便理解这一事物的性质。

中医的五行学说和阴阳学说一样，同样是指导临床工作的。例如，木性调畅，肝属木应喜舒畅，郁则为病，治以疏肝理气。木克土，肝病最易犯脾，当先防止，所以张仲景有"见肝之病，知肝传脾，当先实脾"之名句。此时发现脾病，应当治以疏肝健脾。又如，水能生木，对肝虚的病症，又可以用滋肾的方法来柔肝，金能克木，对肝旺的病症可用佐金平木的方法，以上这些都是运用五行相生相克的道理来处理的。从这些治法的运用上，也可以说明一个问题，即中医非但不把内脏孤立起来，

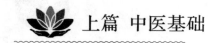

而且极其重视内脏之间的密切联系，这也反映出中医的整体观，在治疗时，见甲脏有病，可从乙脏或丙脏进行治疗，因而有"隔一隔二"及"虚则补其母，实则泻其子"等方法。

再从五行与人体脏腑、体表器官的联系来看，如目属于肝，因内热目赤羞明，常用清肝法；肌肉属于脾，形体消瘦羸弱，多用补脾法。这些临证治疗都是用五行学说来指导的，当然也不是说所有的治法都离不开五行，特别是绝不能任何疾病都生搬硬套地搬用五行，而是应根据具体情况加以灵活运用。

中医的五行学说虽说以五种元素作为基础，配合脏腑加以演绎，但并非表示该脏腑是由哪种特定元素所构成，只是用来说明其性质，所以前人指出五行的性质是：木气正直，其性柔和，其用曲直，其化生柔；火气生发，其性急速，其用燔灼，其化繁茂；土气平厚，其性和顺，其用高下，其化丰满；金气莹明，其性刚劲，其用散落，其化坚韧；水气内明，其性流下，其用流溢，其化坚凝。这里所说的气，是本能的意思，性是性情，用是作用，化是变化，每一行的性情、作用和变化都是根据本能而来的。

如果把这些与五脏和病变结合起来看，中医的"木郁达之，火郁发之，土郁夺之，金郁泄之，水郁折之"是根据五种不同的性质而使其畅达发扬、肃降和疏通以恢复原来的本能。

人体的阴阳和五行都平衡，人体才健康。所以《黄帝内经》里说，五行有平气和太过不及的现象。关于平气者，《黄帝内经》里说"木曰发生，火曰赫曦，土曰敦阜，金曰坚成，水曰流衍"；关于不及者，"木曰委和，火曰伏明，土曰卑监，金曰

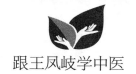

从革，水曰润流"。这些名词是用来形容五行的正常及不正常的现象的。在学习五行时，对这些方面要仔细体会琢磨，才能更好地掌握和运用。

3. 脏腑学说

☰ ☰ ☰ ☰ ☰

中医五行五脏五官等表格

五行	木	火	土	金	水
五脏	肝	心	脾	肺	肾
五官	目	舌	唇	鼻	耳
五腑	胆	小肠	胃	大肠	膀胱
五色	青	赤	黄	白	黑
五情	怒	喜	思	忧	恐
五体	筋	脉	肉	皮	骨
五味	酸	苦	甘	辛	咸

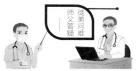

¤ **徒：师父，您再谈谈脏腑学说吧！**

⊕师：好，中医的脏腑学说我们叫脏象，中医很重视人体脏腑的生理功能和病理的变化，还重视脏与脏、脏与腑之间，以及形体与各个组织的联系，特别是形体与精神、情绪的关系，充分体现了中医的整体观。

中医所说的五脏是指肝、心、脾、肺、肾，六腑是指胆、胃、小肠、大肠、膀胱、三焦。五脏中还有心包络（是心脏的外膜，功同心脏）以配六腑中三焦。五脏与六腑相配，称之为表里。没有直接传化功能只有溢藏精气的都属于脏，中医称之为"藏而不泻"。只有出纳转输作用功能的都属于腑，中医称之为"泻而不藏"。

下面我讲一讲五脏的具体功能。如心主血而主藏神、主神明，为君主之官，是人生命活动的主宰。心脏不健全或受情绪刺激，或受病邪侵犯，就会出现心惊、心悸、失眠或健忘、精神失常或神昏谵语。心脏有了病也会影响到其他脏腑的正常活动，致其发生紊乱。

肝藏血，主谋虑，所以称之为将军之官，肝性刚强，当受到精神刺激时，会影响肝的正常生理功能而发生恼怒、头晕脑涨等症状，甚至火气上逆而发生吐血。肝又为女子之先天，即有与生殖有关的意思，所以调理月经，其实是对肝的治疗。

脾统血，主运化。维持生命的力量，主要是营养，脾的运化能力不足食后作胀，日久会引起肌肉消瘦、精神疲乏。脾又能运化水湿，水湿停运则见胸闷呕逆、大便溏泄、肌肤浮肿，所以利湿常用健脾的方法。

中医认为，心主血是指心主血液的运行，肝藏血是指肝主血的储藏，脾统血是指脾主血的生成。三者均与血液有密不可分的关系。

肺主气，司清肃为相傅之官，肺气不降，常见咳嗽，气喘。虚证时常见少气，懒言低怯无力。肺主气对心脏的血液循环有很好的调节作用，前人把心称为君主，把肺称之为相傅之官，

足以证明心与肺之间的关系。这也反映出气与血的关系十分密切，故常以"气行则血行，气滞则血凝"来说明气血的关系。

肾藏精，主作强，肾脏对人的精力充沛起着重要的作用，肾虚则脑转而耳鸣、腰痛、胫酸、懈怠思卧。肾又为男子之先天，故又称之为男以精为先天，如长久的性欲低下、滑精、早泄、精寒不育等均从肾脏治疗。肾脏与其他脏器不同，中医认为，肾有两枚，左为肾，右为命门。肾主阴，命门属阳，故肾又名水火之脏，又称为真阴真阳。

这里我讲一下六腑具体的生理功能，如胆为清净之腑，主决断，胆与肝为表里，肝气虽强无胆不断，肝胆相济勇敢乃成，在人身中心为君火，肝胆为相火，胆偏亢时人易躁易怒、头涨胸闷、胁痛、口苦、呕吐苦水等。

胃为水谷之海，主受纳，胃与脾相表里，前人说胃主受纳，脾主运化，胃的基本功能主受纳，但也有消化作用，所以常把脾胃相提并论，并认为不能受纳也谈不上消化，所以常说，"纳谷者昌，绝谷者亡"，有胃气则生，无胃气者死，可见胃的功能之重要。

小肠为受盛之腑，主以化物，小肠承受胃中腐热的水谷，进一步分别清浊，使精化归于五脏蕴藏，糟粕归于六腑，其中的水液归于膀胱，渣滓归于大肠。

大肠为传导之腑，主排泄，大肠接受小肠的糟粕，负责输送排泄，是人体整体消化过程的最后阶段，由于大肠的功能是传导糟粕，司职大便，因此凡是大便秘结或泄泻，以及痢疾和便血等，都从大便入手，这又有了通导、润泽、固涩等不同的疗法。

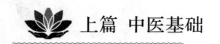

膀胱为州都之官，司气化，膀胱为水液的储汇之处，气化不利则小便癃闭，气化不约，则遗溺、小便不禁。另外，膀胱与肾有关，肾气足则能化，肾气虚则不能化，故治小便不利与不禁，常用温肾之法。

三焦为决渎之官，主行水，三焦由上中下三部分组成，主要作用是通调水道。其具体位置各家看法不一，但是都以功能定位来描述，如上焦如雾、中焦如沤、下焦如渎，这是各家一致的看法。凡是治疗水胀满，常用理气而行水，所谓行就是舒畅三焦的药物。

除了上述各脏腑的主要功能之外，为了相互协作平衡，脏与脏之间还有相主的关系，就是相互制约的关系，如肾为心之主，心为肺之主，肺为肝之主，肝为脾之主，脾为肾之主，脏与腑之间又有相合的关系，如肺合大肠，心合小肠，脾合胃，肝合胆，肾合膀胱，这既有配合之义，也称为表里关系。脏腑虽都处于里，但脏属阴在内属于里，腑属阳在外。

人的体表都与体内的脏腑相应的器官相联系，构成了人的整体，我们可以根据体表的各种器官的变化及现象，测知体内脏腑的病变情况，在临床上我们常见的，如肝开窍于目，其充在筋，其华在爪。心开窍于舌，其充在脉，其华在面。脾开窍于口，其充在肉，其华在唇。肺开窍于鼻，其充在皮，其华在毛。肾开窍于耳，其充在肾，其华在发。又，脾主四肢，两肘属心肺，两腋属脾，两腘属肾等。

在脏腑之外还有奇恒之腑，是一种既不是脏也不是腑，但其功能既似脏之存精，又似腑之传导，它们在人体中也起着极

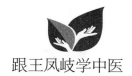

其重要的作用。脑、髓、骨、脉、胆、女子胞就是奇恒之腑。这些奇恒之腑并不是孤立的，如脑与心和肝有关系，另外，脑与骨有关，而髓与肾有关，而骨又由肾所主，脑与肾也有关，所谓"肾主骨，骨藏髓，脑为髓之海"。女子胞即女性的子宫，属肝，而行经又与血有关，故又与心、脾有关，所以中医有"二阳之为病，有不得隐曲者，女子不月"的说法。总之，全身的组织都是有机的联系，是完整而不可分割的一个整体。

熟悉了五脏的功能之外，还要了解它们的性质，知道它们的喜恶，从而来调整失去的平衡，如肝喜条达，心喜宣明，脾喜运化，肺喜清肃，肾喜润下。在治疗上就有了各自的规律，如肝欲散，急食辛以散之，肝苦急，急食甘以缓之；心欲软，急食咸以软之，心苦缓，宜食酸以收之；脾苦湿，宜食苦以燥之，脾欲缓急食甘以缓之。肺欲收，宜食酸以收之，肺苦气上逆，宜食苦以泄之；肾欲坚，宜食苦以坚之，肾苦燥，宜食辛以润之。

另外，把五脏的正常活动现象和反常情况结合起来，可以探测到内脏的病变，如心藏神，多笑知其神有余，悲哭知其神不足；肺主气，咳喘知其气有余，少气、呼吸不得知其气不足；肝主血，易怒知其气有余，恐怯主其血虚……综上所述，正如中医常说的"有诸于内者形乎于外"。故可以从外部来了解病情，在临床上很实用、很有帮助。

4. 经络俞穴学说

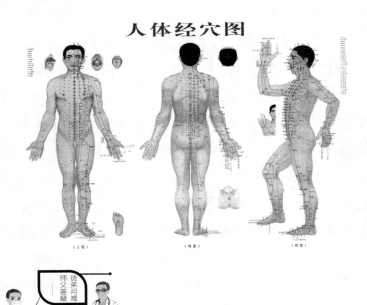

人体经穴图

徒：师父，请您再给我们讲讲经络俞穴学说吧！

师：好，上面讲了脏腑的生理功能，十分重要，但是脏腑与各个组织器官都有联系，这个功能是由经络来完成的，所以经络俞穴学说也是非常重要的。

经络相当复杂，手有三条阴经三条阳经，足有三条阴经三条阳经，共十二条，这称为十二正经，各自有各自的循行路线。

经络的循行路线，手之三阴从脏走手，手之三阳从手走头，足之三阳从头走足，足之三阴从足走脏，这样就成为一个有机的循环。

具体的走向：手太阴肺经→手阳明大肠经→足阳明胃经→

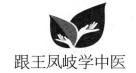

足太阴脾经→手少阴心经→手太阳小肠经→足太阳膀胱经→足少阴肾经→手厥阴心包经→手少阳三焦经→足少阳胆经→足厥阴肝经→手太阴肺经。这样循环不息地由内向外，由脏到腑，由阴入阳，由阳入阴，自上而下，自下而上。

十二经有别行的一部分，出入于阴经与阳经之间，比络脉更为深长，称为经别。除此之外，又有循行体表不入内脏，起于四肢，行走关节，称之为经筋。十二经为正经，与它相对的还有"奇经"，有督脉、任脉、冲脉、带脉、阴跷、阳跷、阴维、阳维称之为"奇经八脉"，十二经加入督脉、任脉为十四经，是最为主要的。

经络中有许多穴位，穴是隙的意思，所以又称"孔穴"，孔穴是人体脏腑、经络、气血，输注出入聚集于体表的地方，所以又称"腧穴"，全身十四经共有三百六十一个穴位，各有专名，腧穴概况如下：

手太阴肺经：起于中府穴，止于拇指少商穴，共十一穴。

手阳明大肠经：起于食指商阳穴，止于鼻旁迎香穴，共二十穴。

足阳明胃经：起于目下承泣穴，止于次趾厉兑穴，共四十五穴。

足太阴脾经：起于大趾隐白穴，止于胸胁大包穴，共二十一穴。

手少阴心经：起于腋下极泉穴，止于小指少冲穴，共九穴。

手太阳小肠经：起于小指少泽穴，止于耳前听宫穴，共十九穴。

足太阳膀胱经：起于目内眦睛明穴，止于小趾外侧至阴穴，共六十七穴。

足少阴肾经：起于足底涌泉穴，止于锁骨下缘俞府穴，共二十七穴。

手厥阴心包经：起于胸中天池穴，止于中指中冲穴，共九穴。

手少阳三焦经：起于无名指关冲穴，止于眉梢凹陷丝竹空穴，共二十三穴。

足少阳胆经：起于目外眦瞳子髎穴，止于第四趾足窍阴穴，共四十四穴。

足厥阴肝经：起于大趾大敦穴，止于胸中期门穴，共十四穴。

督脉：起于尾骶端长强穴，止于眉间印堂穴，共二十八穴。

任脉：起于两阴之间会阴穴，止于唇下承浆穴，共二十四穴。

一般认为经络学说主要适用于针灸，其实由于经络循行于全身，又把脏腑体内、体表、上下连通在一起，所以在内科临证上也占据很重要的地位，对很多疾病中医常用"通经活络"的治法。总之，人的生理离不开脏腑经络，正如喻嘉言在《医门法律》一书中曾说："凡治病，不明脏腑经络，开口动手便错。"

5. 病因病机学说

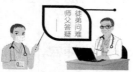

☒ 徒：师父，中医对于病因病机是怎样认识的？

⊕师：所谓病因就是致病的因素，中医认为病因大致有三：

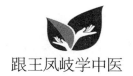

分为内因、外因、不内外因。凡是病从外来之邪气所致者为外因，主要是指风、寒、暑、湿、燥、火等六淫之邪。本来风暑燥寒是一年四季的正常气候，如春主风，夏主暑，秋主燥，冬主寒，长夏主湿，在正常情况下称之为五气。但反常时，就成为致病的因素，这时的气候就称之为邪气，又名六淫之邪气。各邪之特点简介如下：

风：风的特点多动善变，流行最广，常因季节不同，随着气候变化而有风湿、风寒、风热之别。又常与其他邪气相合，所以古人有"风为百病之长""善行而数变"之说。若感受风邪，轻者在上焦气分为伤风，出现恶风、发热头痛、鼻塞、咳嗽声重等症，重者在经络、脏腑为"中风"，出现口眼㖞斜、半身不遂、猝然扑倒，轻微者移动即可苏醒，重者则会不省人事，这种称之为"真中风"。此风是从内而生的，多因阴血多损、痰火热甚等造成，使人昏厥、惊悸、晕眩、麻木、角弓反张，虽似风的症状，但与外风不同，所以称之为"内风"。

寒：寒为阴邪，其性收引，伤于体表者为伤寒，常见恶寒、发热、头痛、身体疼痛、脉浮紧、舌苔白腻等症。直接伤于里者为"中寒"，可见呕吐清水、腹泻、大便泄泻，并有严重的肢冷，脉伏。驱散寒邪，只有辛温一法。伤寒以解表为主，中寒则宜温中回阳。伤寒转变可以化热，不能固执地温散；中寒者很少化热，也不能固执地温散，而且常使阳气日渐衰减。寒邪最伤阳，阳气衰弱易产生寒象，如呕吐、腹痛腹冷，这种寒从内生称之为"内寒"，是因阳虚引起，故治以扶阳为主，不同于中寒的温法。

暑：暑是夏令主气，《黄帝内经》里说，"在天为热，在地为火，其性为暑"，又说"先夏至日为病温，后夏至日为病暑"。由此可知暑病是热病，又因暑热伤气，会影响心脏，又常见喘喝、脉洪而虚。暑热挟风伤表，影响上焦，类似风温初起，有恶风、身热、口渴、自汗等。若在烈日下长途奔走，或在田野劳动感受暑邪，则身热口渴、头痛、气粗、体重、肢软、精神倦怠、小便短赤，这称为中暑。

体质虚弱的人，过度劳累、汗多，亦能出现头晕、心烦、倒地不省人事、冷汗不止，不属于中暑。中暑是热证，多因动而得之，阳主动故也称阳暑。暑病也有因静而得之，如避暑于凉亭水榭或过食生冷、贪凉露宿、迎风裸卧，而见恶寒、发热、头痛、无汗等，或恣食生冷而见腹痛泄泻，又称之为阴暑，实属寒邪之证。暑热常挟湿热，所以暑病常见胸闷、呕恶等症，前人早有治暑必兼治湿的说法。

湿：湿为重浊之邪，黏滞难化，在外因中多指雾露或冒雨潮湿，感受者常见寒热、鼻塞、头涨如裹、骨节酸痛，或因水中作业，湿邪从皮肤流入肌肉、筋络，则发生浮肿和关节苦痛等重着症状；或嗜食膏粱厚味，致使脾阳不运，湿自内生，称为内湿，内湿在上为胸闷，在中为脘痞、呕吐、纳呆、消化不良，在下则脘满腹胀、大便溏泄，或上致头面浮肿，在下则腿肿胻弱，若流窜四肢肌肉可见四肢酸痛。湿属阴邪，与风邪相合为风湿，与寒邪相合为寒湿，若与热邪相合为湿热，此最为难治。

燥：燥为秋季主气，亦称秋燥。外感秋燥多为上焦，症似伤风，出现微寒微热、头痛、口干、唇干、鼻咽干、干咳无痰，或痰少黏而夹血，大便燥结。燥亦为火之余气，故热病之后也常发生干燥现象。燥与津血也有关系，津血亏时，燥证易起，凡此应属内伤，不同于秋燥时气外乘，故治秋燥时，当以甘凉剂中加以微辛发泄，谓之甘凉清润，内伤的燥证范围较广，在外则皮肤干燥、口唇燥烈、目涩、鼻干，但在内则渴饮、善饥、咽干、便闭、尿黄。

火：从外因方面说，火是一种热邪，是由风、寒、暑、湿、燥五气所化，若燔灼则充斥三焦，表现为口臭、喉痛红肿、胸闷烦躁、口渴饮冷、腹满溲赤，甚至发斑、神昏狂躁、迫血妄行。

五脏亦能化火，称为五志之火，以肝胆之火（又称相火）最为多见，症见目赤、口苦、头昏胀痛、面红耳鸣、睡眠不安、乱梦颠倒、胸肋胁胀，以及梦遗、淋浊，不论是五志之火还是五气之火，多为实火，治当苦寒直折，一般清热之剂所不能。

阴虚内热者，常出现潮热、盗汗、面颊泛红、虚烦不眠、舌红光剥，或阳虚于下，浮火于上，症见牙痛、头汗、心烦、耳鸣，称为虚火。

虚火与实火是相对而言的，实火可泻，虚火当补，实火可降，虚火要引火归源。实火与虚火都有水亏的现象，不同的是实火是先由火旺而后水亏，虚火是先水亏而后火旺，其热势较缓。

外感病由六淫之邪引起，是六淫之邪侵袭肌表导致的症候，但有时也能直接侵害内脏如中寒等。也有虽属外邪所致，但不认为是外感症，同时入内有风、寒、湿及津血亏而燥，五志内郁火，虽与六淫之邪名称相同，但性质上和治疗上完全不同，特别是外因、内因错综复杂并见时更应注意分辨清楚。

在外因中除六淫之邪外，前人还提出有一种"疫疠之邪"。也是外来致病的因素，此邪特点是相互易染，所现症状极其相似，是一种自然界的毒戾之气，不但传染，而且危害生命远远超过普通的六淫之气。疠气的发生，多由淫雨、干旱或家畜瘟死秽物腐败酝酿所成。

内因致病里的内因是指七情为主，七情是指七种情志的变化现象，包括喜、怒、忧、思、悲、恐、惊。《黄帝内经》指出，怒则气上喜则气缓，悲则气消，恐则气下，惊则气乱，思则气结，并且还指出喜伤心、怒伤肝、思伤脾、忧伤肺、恐伤肾。七情发病是一种情志病，喜怒无常、抑郁不乐、失眠多梦、不饥不食、胸闷太息等都是常见的症状，严重者精神错乱如癫、狂、痫。七情引起的病变，主要是气的变化，如气滞、气郁、气闭、气壅等。气与血是分不开的，七情致病，病久必影响于血而致血也病，所以情志致病，应以调理气血为要。七情致病也有虚实之分，初期实多虚少，日久也会虚实并见，同样的七情病，由于刺激的强弱，病人的体质和敏感性不同，病症的轻重也有区别，应当仔细全面地观察分析。

内因致病除了七情之外，因痰和饮食不当也可引起疾病，这三者也属于内因致病的因素。

痰的生成，主要是因脾阳衰弱，水湿不化，凝聚成痰，肺热煎熬津液亦能成痰，痰与脾、肺关系最为密切。

痰的主要症状，轻者咳嗽，阻碍气机肃降则见喘息，若流入经络关节，则出现手足麻木、瘿瘤、瘰疬等，总之，痰在病因中占有重要地位，不可轻视，对于现代常见的疾病，如"三

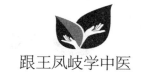

高"、心肌梗死、脑卒中等要重点考虑痰的因素,中医早就有"怪病治痰"之说(常因痰作祟)。

饮食是人的营养来源,但如果恣食口腹,没有节制,导致脾伤,运化失职也可以致病。《黄帝内经》里早有"饮食自倍,肠胃乃伤"的说法。脾胃之病,常见胸膈满闷、脘腹胀痛、吐逆吞酸,或引起寒热头痛、泄泻等,称为伤食。

病因虽分为外因和内因,但不能孤立起来看。外因通过内因起作用,而内因也是通过外因起作用的,所以《黄帝内经》里早有"邪之所凑,其气必虚""正气存内,邪不可干"等说法。

疾病除了内外因之外,还特别应注意患者的生活、营养居住条件等,特别是患者的心情等情况来进行综合考虑。

不内外因,意思是说这类病因既不是内因,又不属于外因,有意外损伤之义,如房事、金刃、虫兽所伤,其中还包括中毒(多为食物或药物中毒)。

房事伤是指色欲过度,肾经所损,不仅身体虚弱,还有正气不足,更易致病。其症状多见面部憔悴、精神忧郁、腰酸背痛、精神萎靡、四肢清冷、梦遗滑精、阳痿早泄、心悸盗汗、潮热等。

金刃伤,是指金刃伤或跌打损伤一类,主要是体表肿痛、出血或筋伤骨折等症。

虫兽伤,要特别注意体表伤和不同程度的中毒,对烫伤要分水火烫伤之不同。

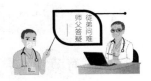

$$
三因学说
\begin{cases}
外因
\begin{cases}
六淫：风、寒、暑、湿、燥、火 \\
时气：四季气候异常 \\
疫气：四时不正之气，天地间之害
\end{cases} \\
内因 \quad 七情：喜、怒、悲、思、恐、忧、惊 \\
不内外因 \quad 饮食所伤、劳倦过度、外伤、\\
\qquad\qquad 虫兽伤、溺水
\end{cases}
$$

¤ 徒：老师，三因学说是谁首先提出的？

⊕师：三因学说最早是张仲景提出的，在《金匮要略》上有"千般疢难，不越三条"的说法。哪三条呢？"一者经络受邪入脏腑为内所因也；二者四肢九窍血脉相传，壅塞不通，为外皮肤所中也；三者房室金刃虫兽所伤，以此由之病由都尽"。到清代陈无择在《三因极一病证方论》上说："一曰内因为七情，发自脏腑形于肢体；二为外因，为六淫起于经络合于脏腑；三曰不内外因。"但仲景是以外邪为主，伤于皮肤血脉为浅为外因，伤于脏腑为深为内因，是以部位深浅分内外，不是病因有内外，而陈无择是以病因分内外表里而立论，他对病因分类是比较明确的。

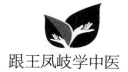

6. 各家学说

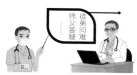

¤ 徒：老师，中医的各家学说是怎么形成，在实践中有何意义？

⊕师：中医历经千百年，历代医家经过千百年的临床实践，虽然大家都崇尚《黄帝内经》《难经》《伤寒论》等经旨，但毕竟由于不同的时代、不同的环境，所以各个时代的中医学家见解立论必然有各自的心得，不断地传承发展，形成了新的学派。在中医的医学史上，中医的各家学说最值得学习的是金元时代的四大家。在谈四大家之前，我们先说说中医治病时，非常重视的两个方面。一是患者本身的抵抗力和免疫力（自身的恢复能力），称之为正气，致病的因素称之为邪气，所以中医治疗的总方针，就是调整正邪的消长，有扶正驱邪或驱邪扶正。说到金元四大家，我认为可以分成两大派：刘河间和张子和是驱邪法，如张子和是以汗、吐、下三法，排毒驱邪法；朱丹溪、李东垣是以扶正为宗旨，但也有所不同，朱丹溪重在养阴滋阴，李东垣是以健脾温阳为主。我们的前辈们很早就有"邪去则正自安，正复则邪自祛"的说法，这也正是金元四大家的学术观点。

这一学术观点，一直是我们中医学术发展的样板，随着时代的发展，我认为还应根据不同的时代、疾病谱的变化，学术上也应不断发展。例如，清代王清任，他在《医材改错》中对于疾病从血瘀立论，提出了很多活血祛瘀的方法，如通窍活血汤、血府逐瘀汤、膈下逐瘀汤、少腹逐瘀汤等，临证都有很好的效果。清末至民国初期，唐容川、张锡纯又提出中西汇通和衷中参西的观点，后来又根据各个地域不同形成了岭南学派、孟河学派、新安学派、松江学派、燕山学派、龙江学派等，真是百花齐放，群英争艳，近代又有火神派、温阳派等。

由于西方医学的广泛传入，当前对于"血"的研究又掀起了一次新的高潮，例如血糖、血脂、血黏、血压高等，我认为中医治疗这些病时，除了从血上考虑外，是否应当从祛浊上去考虑。从临床上看，中医用对病的理解和治疗"血"取得了很好的疗效。

从各家学说中学习到如何更好地打开自己的思路，创出一条更适合现在的道路，也可能产生新的学说，从而有利于提高临床疗效和中医学术的发展。

（三）中医的诊断法治疗法

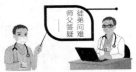

¤ 徒：老师，您再给我们谈谈中医有哪些治病方法？

⊕师：一般讲中医的法，是讲治病的方法，我想讲三个法：一是诊断疾病法，二是辨证论治病法，三是治病法。

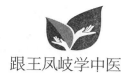

1. 诊断疾病法

≡ ≡ ≡ ≡ ≡

中医诊断疾病的方法，就是望、闻、问、切，简称四诊，看似简单，其实要学会、用好也不简单。

（1）望诊

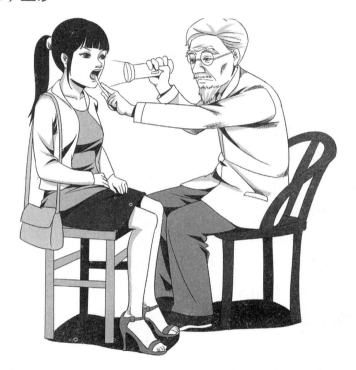

望诊是医生用视觉观察患者的精神、气色、舌苔，以及形态和全身各部分的情况作为诊断疾病的第一手材料，望诊也是年轻中医需要重点向老中医好好学习的。

望精神：精神好坏在某些程度上代表着正气的盛衰，正气充实则精神不疲，目光精彩，语言明朗，神思不乱，呼吸平静，虽有临床急症，但预后良好。我们也说精气神反映着一个人的健康情况。反之，如正气衰弱则精神萎靡，目光暗淡无神，言语低微，神情不定，呼吸气短，虽然当时病势不重，亦须防止变化。精神充实的人，信心强，少忧虑，对战胜疾病信心足，这对于治疗是一个很有利的条件。

望气色: 望气色包括面部和全身皮肤，色分青、赤、黄、白、黑五色，根据五行学说，五行象五脏，又将内脏分配在面部相应的部位。现以赤色为例，赤为火性主热，如左颊色赤，为肝病，右颊赤为肺病，颜赤为心病，颐赤为肾病，鼻先赤为脾病，这些说法有其准确的一面，但决不能靠此一端而定，还必须观察其他病症，全面综合分析才更为准确。临床上望色还可诊断小儿疾病。如小儿若色青，为惊风，或为痰饮重症。青黑为寒痛或肾虚，色白为气血虚，色重为湿热，色赤为肝火上逆，阳明实热，两颧红为阴虚火旺等。

在察色的同时，还要注意观气，气分为浮沉、清浊、微甚、散搏、泽夭五类，其色现于皮肤的为浮，主病在表，隐于皮肤内的为沉，主病在里；明朗的为清，主病在阳，重滞的为浊，主病在阴；浅淡的为微，主病轻，深浓为甚，主病为重；疏散的为散，主病将愈，凝集的为搏，主病未已；鲜明的为泽，主病吉，枯槁的为夭，主病凶。通过气和色的观察对疾病的诊断会有更深的认识，当然还须结合具体症状以验证气色等的顺逆，这样才能更客观正确。

在望诊中，要注意观察舌与舌苔，舌指舌体、舌质，舌质可以辨别人的脏腑虚实；舌体的部位与脏腑有关，如舌尖属心，舌根为下焦。正常人的舌质一般红润，苔不干不湿，有浅薄薄

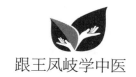

的一层白苔。若有痰湿则苔较厚，阴虚内热的人，舌苔多带微黄，嗜酒或吸烟者则苔黄而腻或灰黑，吃乳小儿，多白腻苔，也有先天光而无苔；或舌花剥或舌多裂纹，只要平时如此，也无其他病症，都应属正常范围。

舌苔的颜色主要有白、黄、灰、黑色等。①白苔薄白而滑，为感冒初起，白滑黏腻为内有痰湿，白而厚腻为湿浊极重。白如积粉为瘟疫秽浊重。白腻如碱为食滞挟湿浊郁伏，白苔在外感上多提示为表证。②苔黄而不干者为邪初传里，黄腻为湿热，黄而厚腻为湿盛于热，老黄焦裂，为热盛于湿。③灰黑苔，若灰而薄腻滑润为停饮或直中阴寒；灰之甚为黑，黑苔干燥，为热炽伤津，黑苔滑润者则为阳虚寒盛。另外，还要注意会出现由饮食导致造成的染苔，不要误诊。

望诊中对人的形态和身体的各部的情况也很重要。对疾病的诊断也很有意义。例如，肥人多湿，瘦人多火，一臂不举为痹，半身不遂为中风，上下肢屈伸不利是筋病，不能久立行时振掉为骨病。常屈一足或倦卧者为腹痛，循衣摸床、撮空理线者为神志病，四肢拘挛、角弓反张为痉病和小儿惊风。又如：目赤为红，目黄为疸，目斜视为肝风，口眼㖞斜为中风，鼻塞流涕为外感，鼻翼煽动为肺风或肺绝，口噤不语为痉。总之，望诊是四诊中的第一要诊，不容忽视。对于诊断疾病意义非凡。

（2）闻诊

闻诊包括两个方面，一是听，听患者的语言声音、呼吸、咳嗽以及听其他声音的高低清浊来辨别与疾病的关系；另一方面是用嗅觉，辨患者的口气，以及患者分泌物的气味。

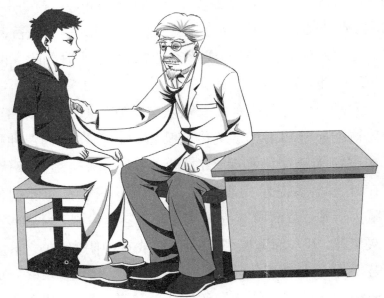

声音：凡语言低微为内伤，细语反复为神志不足，妄言谵语为热盛神昏，高声骂詈、不避亲属，为癫狂证。呼吸轻微为正虚，气粗为肠胃有热；呼多吸少为痰阻；喉间如拉锯声为痰喘证；吸气困难，欲断绝，但得一息为快者，为肾虚不能纳气；时作叹息，多为情怀不畅，胸膈痞闷，常为因悲、忧、思引起的气郁证。咳嗽病中暴咳为肺实，久咳声瘖为肺虚。咳时无痰而费力为肺热；咳有痰，气虚短促的为痰饮；咳嗽顿作，连声不绝，面红、呕恶为顿嗽；呕逆连声为胃中受凉，声响亮而有力为实热，低微反而不能上达于咽喉为虚寒，连续不断，半天呃逆一声，多为久病或重病，是胃气将败之危象。患者不断呻吟多为疼痛难忍。若兼有攒眉者为头痛，以手按腹为脘腹痛，若两手叉腰不能转侧为腰痛。

气味：口内出气秽臭为胃有湿热，嗳气吞酸、腐气是胃有宿食，痰有腥秽气为肺热，臭甚而咯出脓样物为肺痈。大便酸臭、溏薄，为肠有积热食滞，小便腥臭、深浊为膀胱湿热，矢气奇臭多为积食不化。另外，还要注意辨别病气，病气就是患者所特有的一种酸、臭、秽气，常见于瘟疫患者，瘟疫病一开始就有一种特殊的病气触鼻。糖尿病后期若有烂苹果味，是为酸中毒，是危险症象。

（3）问诊

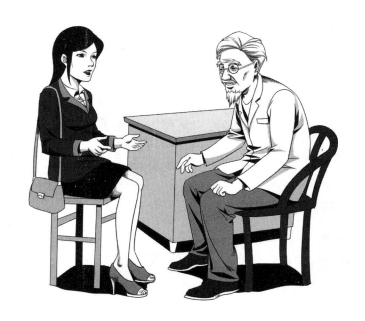

一般问诊，都先问发病过程和自觉症状，然后才是患者的生活习惯、个人的既往病史及家属的病史。问诊一定要有一定程序，对于初学者或缺少临床的人，我认为张景岳有一个"十问歌"可以参考使用。"十问歌"曰：一问寒热，二问汗，三问头身，四问便，五问饮食，六问胸，七聋八渴俱当辨，九因

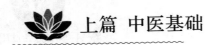

脉色察阴阳，十从气味章神见。

寒热：有寒热者多为表证、外感证，无寒热的多为里证、内伤杂病，发热恶寒为病在阳，无热恶寒的为在阴，发热不恶寒兼口渴的为阳明病，寒热往来、口苦、咽干、目眩为少阳病。发热恶寒兼有头身疼痛为太阳证，也有不发热而反恶寒、手足冷的为虚寒证，潮热或烘热是为阴虚证。发热的轻重、时间不同也有助于诊断。

汗：汗与寒热有密切关系，如外感发热，无汗是伤寒，有汗是伤风，汗出热退是病渐衰，发汗后汗反增是邪渐入里。虚证中的阴虚盗汗，汗后感到疲乏；阳虚自汗，汗后感觉身冷。更有表证，发汗汗出不止，热骤降而恶寒转甚，称之为亡阳，有虚脱危险。也有发汗战栗、汗出，类似虚脱而安卧者称为战汗，是疾病的转机之征。如汗出如油，四肢厥冷、脉伏为危亡之象，称为绝汗。出汗的位置、汗之颜色、汗之黏度都应属问汗范畴。

头身：若头痛无休止，有寒热者多为外感，头项痛属太阳经，前额痛属阳明经，两侧头痛属少阳经，巅顶痛是厥阴经，痛有间歇或兼有眩晕重胀多为内伤杂病。痛胀觉热是肝火，眩晕畏光属肝阳，头重昏沉鸣呼的属脑虚，痰湿内阻，清阳不升则眩晕，但多兼见苔腻恶心。一身尽痛，多有表证为外感，汗出即减。痛在关节或游走四肢为内寒湿痹常与气候有关。手足麻木或身体一处麻木的为气虚；若仅有手大指或手食指麻木且延至肘臂者为中风先兆。身痛而重，举动不便的，为湿阻经络；多卧，身痛不舒，活动后减轻为气血不和。

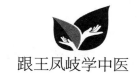

大便：便闭且腹痛、腹胀的为实证，腹不满不胀为虚证，久病大便秘为津损，产后便秘是血虚，大便先干后溏是中气不足，大便经常稀为脾虚，五更泄为肾虚，腹痛泻下物臭秽的为伤食。里急后重，泻下赤白者为痢疾；骤然腹痛、呕吐，泻下稀水，头汗出为霍乱。

小便：小便清白为寒，混浊而不爽利为湿热，频数不禁为虚证，尿频而口渴多饮为消渴。溲时淋沥，茎中刺痛为淋证，小便不通、腹内胀急为癃闭。凡泄泻者小便必少，当小便渐长则泄泻将愈。

饮食：胃主受纳，脾主消化，能食易饥为胃弱，食入难消为脾弱，饮食喜冷为胃热，喜温为胃寒，食入即吐为热证，朝食暮吐为寒证，小儿恣食，腹痛形瘦多为虫积。孕妇见食恶心，为恶阻，此为生理现象。口苦为肝胆火，口甘为脾有湿热，口酸为肝胃不和，口咸为肾虚，口淡多清水为胃寒。

胸：胸膈满闷为气滞，懊恼嘈杂多为热郁，胸满痛为结胸，不痛而胀连心下为痞气，胸痛彻背、背痛彻心为胸痹证。询问胸部症状时必须联系脘腹两胁，如脘痛属胃，得食腹满痛为实；食后痛缓为虚。腹痛属肠痛者拒按为实，喜按为虚。胁痛属肝，暴痛在气，久痛入络。

耳聋：初聋多实，为肝胆之火上逆；久聋为虚，为肝肾阴亏。耳聋初起往往先有耳鸣，如潮声、风声的为"风热"，如蝉声连鸣的为阴虚。也有流脓作胀、似鸣似聋的为肝胆经有湿热。

口渴：口干口渴能饮者为真渴，是胃中有火；不能饮者或饮也不多，是假渴，为胃中有湿。渴喜冷饮者为胃热，反喜热

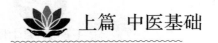

饮者为胃寒。

在问诊中，睡眠情况也应注意，如失眠多为虚弱证，寐短易醒为神不安，睡中多梦为相火旺，梦中惊呼为胆气虚，胸膈气闷、寐不得安为痰湿，胃不和则眠也不安。总之，问诊要不厌其烦，要有打破沙锅问到底的精神，如在问诊女患者时，一定要注意月经情况，如经期、经量、经色三者为重点，并辨别疾病与月经有无关系等。

对于小儿疾病，要多询问其父母、保姆或看护人，结合具体病症表现等，细心观察，再行诊治。

（4）切诊

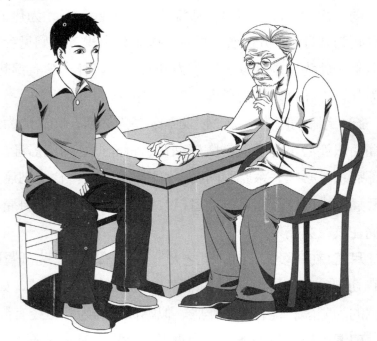

四诊中的切诊，其实包括脉诊和触诊，触诊主要是指腹诊。脉诊的定位重点给大家讲一下。脉诊是取两手寸口掌后横

纹桡骨动脉的部位,先用中指放在桡骨茎突(掌后高骨)定为关,用食指、四指并中指按下,关前食指离虎口一寸名为寸,四指离尺泽为一尺,称之为尺,中指先定关,而后定寸与尺。把寸关尺三部轻按、中按、重按,名为浮中沉,故《难经》里说:"三部者,寸关尺也,九候者,浮中沉也。"一般把寸关尺左侧定位为心、肝、肾,右侧定位为肺、脾、命门,现将《笔花医镜》的诊脉歌附此,供学习时参考。

病人双腕仰,高骨定为关。寸脉量虎口,尺脉准臂弯。左寸心包络,左关胆与肝。左尺司何职,膀胱肾系焉。右寸胸中肺,胃脾属右关。要知大肠肾,右尺自昭然。

口鼻一呼吸,脉来四五跳。此是无病者,平和气血调。三至为迟候,六至作数教。迟则寒之象,数则热之标。一二寒愈盛,七八热更饶。

人的脉搏与季节有关,中医称之为春弦、夏洪、秋毛、冬石。一般认为人的脉搏有二十八种,其实根据中医的八纲辨证分析,重点要掌握六种脉象,即浮沉→表里,迟数→寒热,有力无力→虚实。其他的脉象都是由此衍变而来的。

临床上,虽说有二十八脉,但很少单独出现,在二十八脉的表述中,脉象的描述得很形象,但因脉搏错综复杂,只有通过临证实用,再加上细心体会,结合病症,慢慢总结,才能更好地掌握,切脉在实际当中才能起到正确诊断的作用。除了二十八脉之外,还有七种怪脉,均属真脏脉,是危重病的表现。在诊脉时,要心安神定,慢慢体会,经过三部九候之后,再仔细分析,这样就能做出正确的诊断。

最关键的是分析脉证，脉证相符好辨，而脉证不符时，在治疗时是从脉还是从证就需要结合具体症状，细心辨证才行，这就需要下苦功，多实践，不是一学一摸就算会切脉了。

（5）触诊

一般触诊，主要指触胸、腹及皮肤、四肢等。如心下痞满，按之坚实疼痛者为结胸；按之濡软，不痛为痞。又如腹满拒按，按之作痛为实；喜按，按之不痛为寒、为虚；腹胀叩之如鼓为气胀，按之如囊为水胀；手背热为外感，手心热为阴虚；手足温为病轻，手足凉为病重；足及下肢肿胀，按之不起为水肿，按之即起为气虚。

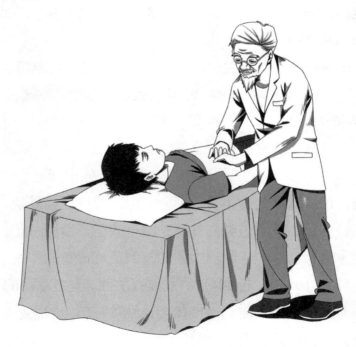

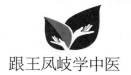

2. 疾病辨证法

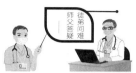

¤ 徒：老师，对于中医的诊断疾病的四诊方法，我们知道了，您再给我们讲讲，中医有哪些辨证辨病的方法吧？

⊕师：好。中医以前讲法，主要是讲治病的方法，而今天我把它分为三法：一是诊法，所谓望、闻、问、切四诊；二是辨别症状法；我们最后再讲治病的具体方法，这样可能更有条理，就是诊病、辨病、治病。中医辨证的方法有很多，常用的有以下几种。

（1）八纲辨证

八纲辨证，这是一般最常用的，适用于所有的疾病。八纲是指阴阳、表里、寒热、虚实。阴阳是为总纲，表里、寒热、虚实又名六变。病情的征象和正邪消长的变化，根据八纲来观察症候的全部情况，加以分析归纳，不难得出诊断的结论，并加以施法治疗。表里是指疾病的位置，表是外、里是内，在人体中表是指体表，包括皮肤、肌肉，也常指外感之感冒；里是指内脏，包括脏腑经络等内里的器官。因此，当病邪侵入人体所出现的症状如见恶寒、发热、头痛、项强身痛、四肢酸痛，以及有汗或无汗等应属于体表者，称之为表证。若见神昏烦躁、口渴、胸闷、呕吐、泄泻、腹痛、腰酸、失眠等属于体内者，称之为里证。

表现为有余、强盛的称为实证，表现为不足虚弱的称为虚证。辨别虚实是攻邪扶正的根据。病有纯实纯虚证，辨别比较容易，治疗也很简单，关键是辨别虚实错综复杂，非常重要。如正强邪实虽重尚能挽救，若正虚邪盛病虽轻亦较难治。在每一个病的过程中经常出现邪正相互消长的现象，必须注意虚中有实、实中有虚的现象，以及虚多实少，实多虚少的各种变化情况，随时调整我们的治疗方法。例如，外感风寒表现为恶寒发热、脉象浮紧，这是表实证，若经发汗后汗出不止，身热骤降，反而畏冷剧，这是已转为里虚症状；或热病而出现舌苔干糙，知津液已虚，或舌光绛无苔知其阴分亦为邪热伤耗，为虚证，不要单纯退热，而要用生津补液之补正法与退热同用才行。其实，表里、寒热、虚实，只是一种症状的归纳方法，若单一地看一个病症是没有意义的，因为每一个症状都能在两方面出现，如表证有怕冷，里证也有怕冷，虚证有怕冷，实证也有怕冷，寒证有怕冷，热证也有怕冷，究竟属于哪一类型呢？必须结合其他多种症状来决定，所以把许多症状加以分析并将其性质联系起来，成为一个症候群，特别是要注意辨清症状的假象，要看清疾病的本质，全面地观察才行。

总之，八纲辨证，包括了病变的位置是表是里、疾病的性质是寒是热、正邪的对比是虚是实，辨证的最终目的是为了治疗，所以分出表里是可定出是汗是下，分出寒热可定出是温是凉，辨出虚实可定出是补是泻，只知道这些，还远远不够。汗法也有辛温辛凉之分，下法也有凉下、温下、润下之别。即便是同一治法也有药量的不同，所以只有辨证准确，才能施治正

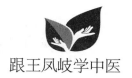

确，治疗效果才会好。因此辨证论治或辨证施治的理论是中医治病的核心，下面我再介绍另一个辨证方法。

凡是风、寒、暑、湿、燥、火六淫之邪侵犯人体首先侵入体表、经络，概称表证。因喜、怒、忧、思、悲、恐、惊等七情或饮食劳倦引起的病，多由内生，故概称里证。这是辨别表里证的概况，但是也有表邪可以内传进入脏腑则其症状就成为里证了；也有表邪虽已内传，但尚未传里，称为半表半里，如表邪内传，而表证仍在称之为表里同病；表邪由表入里，在病为重为逆。例如，《伤寒论》中，初起寒热、项强痛，都是邪在表的症状，如发热不退，症见壮热、口渴、烦躁、谵语或腹痛便闭或大便溏泄，明显地显示邪已入里。相对地也有从里出表的，在病为轻为顺，如麻疹斑初起身热烦躁、胸闷咳嗽等，皮肤出现红疹，全身症状减轻，说明邪从里出在表为顺。这说明辨认表里时，更应注意表里传变顺逆的情况，这样才不会误诊。要根据表里找到病的部位，这是首要的。

寒热是指病势的性质，寒的症状为口不渴、喜热饮、手足厥冷、恶风恶寒、小便清长、面色苍白、舌苔白滑、脉迟。热的症状是全身发热、小便赤黄，这可能与发热有关，也有因膀胱有热引起，所以寒热除了一般症状外，还要考虑寒热在不同的位置上也有不同表现，如寒在上者，多为吐酸、泛清水、饮食不化或心胸冷痛。如热在上者，多为头胀目赤、咽喉肿痛、齿龈肿痛、口干喜冷饮。寒在下者，多为腹痛喜按、大便难，小便混黄，或短涩刺痛。这些症状有的在下，有的在上，有的上下俱热，或上下俱寒，有的却是上热下寒或上寒下热，必须

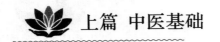

分析清楚才有利于治疗。

虚实是指正气和邪气两方面而言，虚是指正气，实是指邪气，若正气充实也无所谓邪实，邪气退却亦无所谓正虚。所以《黄帝内经》上说"邪气盛则实，精气夺则虚"，虚证的表现为神疲乏力、声音低微、呼吸气短、自汗盗汗、头晕心悸、脉细微弱；实证表现为痰多气壅、胸腹胀满、便秘或便溏臭秽、脉洪滑、舌苔厚腻。凡体壮新病者多属实证，凡体弱久病者多属虚证。凡体质和病理机转表现为有余、结实、强盛的，称为实证。凡表现不足、衰退、松弛的，称为虚证。

（2）六经辨证

六经是把人体分为六个区域，在这个区域里出现不同的症候，分为六个类型，这在《黄帝内经》中虽早有记载，但到了西汉时张仲景在《伤寒论》中才详细而具体地系统归纳为"六经辨证"。六经的名称分别为太阳、阳明、少阳，称之为三阳；太阴、少阴、厥阴，称之为三阴。

分析归纳症状时，就根据其不同性质，凡是亢奋的现象列入阳经，呈现衰退的列入阴经，六经辨证主要多用于外感病，但内伤杂病也有运用。

太阳经脉证：症见发热恶寒、头项强痛、身痛腰酸、无汗、脉浮紧，这是寒邪侵袭太阳经之表证，称为太阳病。其中有自汗、脉浮缓的称为伤风，伴有渴而不恶寒或轻微恶寒的，则属温病。

阳明经脉证：若外邪在太阳经不能及时解除，病邪向里发展，症见伏热汗多、不恶寒反发热、口渴、脉象洪大，此时无形热邪弥漫脾胃，但肠有燥更见便秘、腹满、腹痛、烦躁谵语，甚至神志昏迷，热而燥实称为阳明腑证，这是外感的第二期，邪热不解，经证和腑证均为热象，统称阳明病。

少阳经脉证：病邪从外传内，既不属太阳表证，又不属于阳明里证，而在太阳、阳明的中间阶段，症见往来寒热、一日反复多次，口苦咽干，胸胁苦满，目眩，心烦喜呕，不欲饮食，脉象弦数，因为邪在半表半里之间故称半表半里证。

太阴经脉证：三阳证都有发热，三阴证以虚证为主，一般没有发热，相反多呈寒象，太阴病的症状为腹满自利或腹痛喜按、口不渴、手足不温、呕吐食不下、脉缓而弱。

少阴经脉证：症见恶寒、四肢厥冷、下利清谷、神疲欲寐、脉象微细，这是阳气虚弱所出现的全身虚寒证，故少阴病更严重一步，但少阴主水，阳虚则从寒化，因而除虚寒之外，也有心烦，不得卧及热利、咽痛等内热症。

厥阴经脉证：厥阴病是外感的末期，邪正抗争的最后阶段，症状多是阴阳错杂，寒证和热证混同呈现，如口渴不止、气上冲胸、心中烦疼并觉发热、饥而不欲食，有时吐蛔，特别是以厥热交错为特征。厥热交错，即四肢厥冷能自温暖，温暖后又厥冷，厥冷后又温暖，若厥的时间多于热或厥逆不复，后果不良，若热多于厥，是正气恢复，可望转机。

总之，六经辨证，主要用于外感病，指邪气传变是从一经传变到另一经，从症状上可以辨出病的位置，加以治疗，这叫传经。传经与否可以判断正气与邪气争斗的情况，如正气弱，邪的传变机会就多，正气盛邪气弱，传变的机会就少。传经不是六经都传遍，传经虽有一定程序，但也有隔经传和直传及直传三阴等变数，这些都能反映出正邪的变化。六经的主症、主脉、主方一定要记住，这是学习六经辨证的核心。

（3）三焦辨证

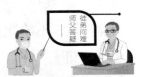

¤ **徒：师父，您再给我们讲讲什么是三焦辩证及卫气营血辨证吧！**

⊕师：好。其实三焦辨证是六经辨证法的发展，六经辨证主要针对寒邪，而三焦卫气营血辨证是热性病发展过程中辨别热病轻重、深浅的方法。如外感温病时，初起在上焦病浅而轻顺，次传到中焦和下焦，逐渐由浅入深就病重了。注意这里的三焦一词与人体脏腑的三焦名同意不同，其作用意义也完全不一样。《温病条辨》就是根据这一理论而编著的，三焦的具体病症我给大家讲一下。

上焦症状： 上焦指的是手太阴肺经和手厥阴心包经。因肺主皮毛，心包经主血又主神明，故温邪上受，首先犯肺，症见微恶风寒、身热、自汗、头痛、口渴或不渴、咳嗽、脉浮滑数。若邪传心包，则见烦躁、口渴、神昏谵语、夜寐不安、舌色绛赤。

中焦症状： 中焦是指足阳明胃经和足太阴脾经两个经。阳明主燥，太阴主湿，若上焦温邪传入阳明，症见壮热、多汗、日晡潮热更炽、面目俱赤、呼吸气粗、大便秘结、小便短赤、口干引饮、舌苔黄糙或里有芒刺。若传太阴，则见身热不甚，

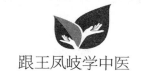

午后转重，在这一时期潮热熏蒸，皮肤会出现斑疹或痘，并狂妄谵语。

下焦症状：下焦是指足少阴肾经和足厥阴肝经两个经。肾主阴、肝主血，温邪传到这个阶段，往往津液枯涸，进一步伤血耗阴。在肾则常见夜间烦躁、口干不欲多饮、咽喉痛或言语不利，小溲短赤。在肝为厥热更替，心中疼热、懊恼烦闷、时作干呕、嘈杂不能食，在上则口干糜烂，在下则泄利后重或内动痉厥、囊缩腹痛。

总之，三焦辨证与六经辨证，都是中医辨析疾病的基本方法，三焦辨证是自上而下，是个纵的关系，而六经辨证是由表及里是个横的关系，一个是温邪，一个是寒邪。若把二者合起来看，在三焦中的中焦指的是足阳明胃经和足太阴脾经，而在六经中阳明经和太阴经原来是一个地方，说明了胃的重要性，所以温病和伤寒病在阳明病和太阴病的本质上没有什么区别，只是病邪不同而已。

（4）卫气营血辨证

卫气营血辨证，是根据三焦辨证而来的，表示温病变化发展的深浅的四个阶段，称之为卫、气、营、血，与三焦有着密切关系。

卫分症状：皮毛受邪，内合于肺，症见发热、微恶风寒、咳嗽、舌苔薄白等，上焦病初起皆属卫分，也就是表证。

气分症状：表邪入里，症见壮热口渴、脉滑数或洪大，舌苔由白转黄，中焦阳明症皆属气分，也就是里证。

营分症状：邪在上焦而逆传心包，症见烦躁、神昏谵语，或邪在中焦而出现斑疹和神昏谵语，这些症状也说明邪已入营分，注意舌质红绛是极有特征意义的症状。

血分症状：热邪入血，症见狂妄、神昏谵语、痉挛抽搐、外有斑疹、内有出血、脉细数或弦数、舌质深绛少液，这在三焦辨证属于下焦病。三焦辨证起于《温病条辨》，三焦卫气营血辨证始见于叶天士，他曾指出，温邪上受，首先犯肺，又说"卫之后方言气，营之后方言血"，在治疗上他说邪在卫，汗之可也，到气方可清气，入营尤可透热转气，入血乃恐耗血动血，直须凉血散血。

总之，三焦和卫气营血辨证是中医的一整套的辨证诊治方法之一。

（5）气血痰湿辨证

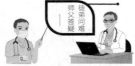

¤ **徒：师父，再给我们介绍一下常用于杂症的辨证方法吧！**

⊕**师：**下面我再给你们介绍一下常用于杂症的辨证方法，就是气血痰湿辨证，这一辨证方法主要用于很多疑难杂病的辨证，同时，气血痰湿又是以人体中重要的气血变化，以及痰湿病邪中不可缺少的致病因素。

气：中医对气分的病，是极为重视的。《黄帝内经》上有"百病皆生于气"的说法。气滞者症见忧郁、胸胁不畅、脘腹胀满。气逆者，症见胸膺堵塞、呼吸短促，治宜肃降。气浮者则症见心悸惊心、神思不安，治宜镇静。气陷者则症见委顿，困倦，四肢无力，腹内有下坠感，治宜升提。

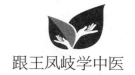

血：血热症见妄行溢行，血寒多见凝滞之症，血瘀多见癥瘕、积聚、月经闭阻，血不固摄多见吐血及崩漏不止。

血应循行通畅，血病则不是流溢妄行就是凝滞不行。行者当止，宜清凉宜固涩；不行者当通，宜温和宜散瘀，其有气虚不摄或气滞瘀阻者，宜参用益气摄血或理气祛瘀法。

痰：痰证有风痰，症见咳嗽、恶风、痰热、咳嗽、口干。湿痰多见咳嗽、呕恶。痰饮，多见咳嗽、气短。痰水停积，多见咳嗽、胸胁作痛。痰清凝结多见瘰疬、痰核。

痰的生成不外湿聚热炼而成，治疗时湿宜健脾化湿，热宜清热化痰，然后再根据具体情况加以分析施治。

痰的症状在外感及内伤中经常出现，有时是主症，有时是兼症，治疗时要随症斟酌施治。

湿：表湿症见寒热、头胀如裹、胸闷体重。内湿者在中焦为胸闷、舌苔腻、脾胃不和；在下者为泄泻，足肿、小便不利，积湿成水者腹部肿胀。苦温可以燥湿，风药可以胜湿，淡渗可以利湿，通便可以逐湿，故湿在表宜发汗祛湿，湿在中焦轻者宜芳香化湿，重者宜温燥湿浊，在下宜渗利膀胱或攻逐积水。湿与热合为湿热证，治以清热化湿，这就要求分清湿热孰轻孰重，从而做到随症施治。

（6）三元辨证法

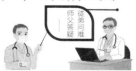

¤ **徒：师父，您给我们讲讲您自己提出的三元辨证法吧！**

⊕师：好的。根据多年临床，我提出一个三元辨证法。所谓三元通俗地说，就是天、地、人三元。《黄帝内经》中虽很早就提出"因时、因地、因人制宜"，前面谈及的几种常用的辨证论治方法，亦有三元的意思，但我认为并没有把三元辨证的方法，更整体、更系统、更明确地作为辨证方法来运用于临床。例如天时，只是把自然界不正常的气候，能够导致疾病的称为六淫之邪，其实一年四季正常的气候也能使人引起不同的疾病，如春季主风，风为百病之长，春季多发外感病、传染病及流行性疾病；夏季多热多湿，易导致消化道疾病；秋季主燥，易发呼吸道疾病；冬令主寒，故多见风寒湿等痹证，所以中医早已提出"春夏养阳，秋冬养阴""冬病夏治"等防治结合的治病方法。《黄帝内经》中更提出了"治未病"的保健理念。又如，有的疾病在一天之内也有不同的变化。如老年人的尿频白天轻、夜里重，这是阳虚，有人四肢、面目浮肿，早起重，活动后减轻是气虚等。

地是指地土方宜，俗话说"一方水土养一方人"，对于食物的味道，中医早有南甜、北咸、东辣、西酸的特点。一般认为北方人胃强体壮，南方人较之北方人要胃软体弱，在治病用药方面，北方人方剂偏大并多偏于温热，南方人剂轻而平和。另外，沿海地带多湿，高寒地带多燥少氧等，辨证时应多加注意地域与人体健康体质和常见疾病有关。

人：对于人，我应当多说几句。医生不仅要会看病更要会看患者。人因气候、地理的影响，又有性别、年龄、体质、遗传、性格等的不同，又由于时代的不同、生活环境的变化，特别是职业的不同，以及对疾病的认识和对健康的要求都有差异，

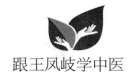

这些因素都会使人容易产生精神压力，经常处于思虑和恐惧的紧张之中，这些是中医所谓的七情致病的因素，所以我认为现在中医看病要注意以上这些情况，辨证时要给予重视。

在60年代中期有一次我请教秦老（秦伯未），我说您用黄芪建中汤治疗胃溃疡很好，但我在使用的过程中发现尚不够完全，在临床中我看过四位胃溃疡的患者：一位是飞行员，他是高度的精神紧张，经常是飞行后胃里极不舒服，胃部症状加重，治疗时要在黄芪建中汤里加些养心安神的药才行。一位是搬运工人，他是暴饮暴食，饥饱不调，爱吃肉、饮酒，饱食后胃胀痛，时有出血，我在上方中要加伏龙肝和乌贝散、葛花等药。还有一位是女教师，她看了很多医书，病情本身不严重，但思想压力太大有恐癌现象，我除了用黄芪建中，还经常用人参归脾汤。最后是一位地区的领导，每到工作紧张或劳累时病情就加重，休息时好一点，我用黄芪建中汤和八珍汤交替治疗，效果不错，所以我认为患者的职业在治疗时都应予以重视，当时秦老微笑地说，作为一个医生能认识到这一点很不错，不是人云亦云，而是有了自己的悟性，很好。

临床上，我认为现代人对于疾病和健康大致有三种心态：一种是过于重视，把正常的生理变化当做疾病来治疗；一种是极不重视保健，不重视早发现、早预防、早治疗的意义；最后一种最好，既有科学的医学知识，又有正确对待疾病的方法和心态。人的心态往往是中医辨证和治疗中最重要的，有时对效果起决定作用。

3. 治疗八法

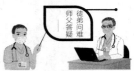

¤ 徒：老师，您能再讲一讲中医有哪些疾病的治疗法吗？

⊕师：好。中医治病的方法，常称之为汗、吐、下、和、温、清、消、补八法。现在我一个一个地讲。

汗法：以疏散外邪为目的，常用于外邪侵犯肌表，故称之为解表解肌。疏解，可以分为辛温解表，适用于风寒外袭；辛凉解表适用于风温外袭；若寒热不明显时还有辛平发汗法。

吐法：现在很少用。

下法：大多指通大便，大致可分两大类，一种为峻下，是指较猛烈的泻下药，用于实热证的津涸阴亡的急救，中医称之为急下存阴，这种方法只能暂用，不可久用。

还有一类是缓下法，又分为两类，一是缓和的泻药，一是油润的润便药，无论是峻泻还是缓泻药，主要用于体质偏实的实证，若体质虚的还应当考虑给予补气补血的药予以扶助正气。其实里证也有凉下和温下的不同，下法除了通大便之外，还有通老痰和下瘀血的作用。

使用下法时，必须注意人的体质，知道禁忌，如有表证者不能用，体质虚弱者，以及妇女产后及老人、小儿要慎用。总之，产后血虚便秘可用当归；老人便秘是肾虚，多用肉苁蓉；小儿便秘多为积食，可用焦三仙等。

和法：和是和解的意思，邪在表者可汗，邪在下者可下，

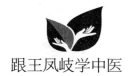

若邪在半表半里者既不能下也不能汗，只有和解一法。其实在外感病方面的和解之义，也包括驱邪至外的方法，如临证时常说把邪气驱之于外。在杂病的治疗方面，其意义不同，如妇女血虚、月经不调、食欲减少、失眠头晕，可用调和肝脾之法；再如胸闷脘痛，痰热中阻，中医用辛开苦降和胃的方法，这一类的治法均称为和法范畴。许多杂病中，因为病症错综复杂，虚实相兼，标本交错时常用和法，也就是调和之法，此法运用很广。

温法：常用于寒性疾病，所谓寒性疾病亦有表寒和里寒之别，温法主要常用于里寒证，故临床上也称之为温中法。例如，呕吐清水，大便溏泄，腹痛绵绵，喜温喜按，手足冷，脉象沉涩、微迟，均为温法的适应证。寒性病有寒邪直中内脏引起的，也有因为阳虚而逐渐形成的。所以温法的使用有时以逐寒为主，有时又以温阳为主，逐寒的目的是以防伤阳。温阳扶阳也是为了驱寒，相互相助，没有矛盾。

温法本身有兴奋作用，并常与其他治法配合，如在汗法中有辛温解表，在下法中又有温下法，在补法中还有温补法。

清法：凡用清凉剂来治疗温热证的方法，都称之为清法，也名清解法。例如，温热证有表热、里热、实热、气分热、血分热等，故用清凉剂时也有辛凉解治表热，实热、里热用苦寒，虚证里热者用甘苦等。

临床时用清热法比较多，但也不宜多用久用，特别是苦寒一类的药，最易伤脾胃，特别是体质虚弱者，脏腑本已虚寒饮食不佳，大便溏泄，以及产后、病后都应当特别慎用。

消法：主要指消导，常用于消导肠胃中的壅滞，如食积内阻、胸腹胀闷、消化不良；另外还有消坚作用，多用于凝结成形的癥瘕、积聚和瘰疬等，这类疾病大多由气血痰瘀停滞，其来也渐，其去也亦缓，功坚尽荡亦难，只能磨运消化，以图缓治，再加消痰祛痰或豁痰的方法。

在此需要说明，消法、下法、和法有很多相似之处，但是又有区别，如和法重在调和，和解之义；消法含有克伐的作用，而下法重在泻下，由于消法重在帮助运化，对于身体极虚弱的人不太适合，也不适合用于急症，是介乎于和法与下法之间的一种驱邪磨积的方法。

补法：主要用于补充体力的不足，以消除虚弱的病症，所有药物都有滋补性质。补剂大致可分为三类：一是温补，主要用于阳虚证；一为清补，主要用于阴虚证；还有一类为平补类，主要用于虚弱证且无明显的阳虚或阴虚的病症者。

补法在临床中可分为补血、补气、益精安神、生精填髓等，总之是以强壮人体为目的。但由于病情轻重不同，所以补法又有峻补和缓补之分，峻补常用于极度虚弱的人或急救时用以防虚脱，缓补用于体质虽虚，虚不受补，或无大寒大热之症，只宜平和之剂而徐徐补之，也含有以补为调理之义。

补剂大多滋腻壅滞，所以一定要注意保护脾胃，这样才能发挥补剂的作用。要应用恰当，如果邪未尽，过早用补会闭门留寇，若久虚不治，日久成损更难医治。

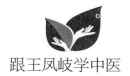

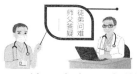

¤ 徒：老师，在学习治法时，还应当注意些什么？

⊕师：中医常讲治病八法，以上做了八法的概括，但这里要强调几点。一是八法不是孤立的，应当综合去看，全面考虑。二是八法都是相互关联的，如对驱邪而言，消法轻、下法重。三是八法中大部分都是相对的，如下法是驱邪，补法是扶正的，清法能去热又有镇静作用，温法能去寒又有兴奋作用。四是有时起相对作用的治法还可以同时应用，达到攻补兼施、扶正祛邪的效果，这是因为疾病变化多端，所以治法也要灵活运用，不可拘泥。所以八法只是基本治病原则，其实在明白了八法的作用，必须进一步懂得法与法之间的联系，如何加以综合运用才能灵活的适应病情的变化，发挥更好的疗效。在运用时应当掌握正与邪的关系，根据疾病的标本先后、轻重缓急而辨证决定。

我再重复一下，中医治病是从整体出发，把人的体力（包括人的抵抗力和免疫力）都称之为正气，而致病的因素称之为邪气，人的健康或疾病是正气与邪气相搏斗的结果，当正气战胜邪气病就好，邪气战胜正气就是病重了，所以"扶正祛邪"是中医治病的总原则。所谓标本，就是先病为本，后病为标，标大都指以外感的时症为多，先病多指顽固的慢性病，这时治疗称为"先表后里"，或称为"急则治其标，缓则治其本"。《黄帝内经》里说"知其标本者，万举万当，不知标本者，是为妄行"。

缓则治其本的意思是说，如果标证已是主要，我们先治其标，但治标毕竟是权宜之计，要想达到目的，还是要治本，这个标证有的不是外感，而是因本证所引起的标证而言。与急则治其标的标不是一个概念，这点的区别十分重要。

（四）中医的方剂

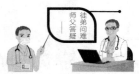

¤ 徒：老师，请您再给我们讲方吧，怎么学习？

⊕师：中医把治病的方药称之为方剂，处方的组成不是杂乱无序，也不是简单的药物组成，而是有一定规律和法度，这才叫方剂。方是方法，剂是处方的剂量和配伍，这些都与药方的作用息息相关。中医把方剂组成的基本指导原则，称之为君、臣、佐、使，无论一个处方有多少味药，都是从这四个方面组成的。《黄帝内经》里说"主病之为君，佐君之谓臣，因臣之谓使"，李东垣也说过"主病之谓君，兼见何病，则以佐使药分别之，此制方之要也"。

所以，我们一定要了解君、臣、佐、使的含义。君药是一方中的主药，是针对疾病主症起主要治疗作用的药物，臣药是辅助君药和加强君药功效的药。佐使的药有两个作用，一是对主药有制衡作用，一是协助主药治疗一些次要的疾病，使药有时也称"引经药"。

现在我以麻黄汤为例，说明方剂的群、臣、佐、使。

麻黄汤

君药：麻黄。辛、温；发汗解表，宣肺平喘。

臣药：桂枝。辛、甘、温，温经解肌，助麻黄发汗解表。

佐药：杏仁。苦、温，助麻黄宣肺平喘。

使药：甘草。调和诸药。

正是因为中医方剂的组成原则是君、臣、佐、使四个方面，根据我的临床体会，把四味药组成的方剂作为基本方剂，在此基础上再把中药的主治功能学好，就可以根据疾病的情况，组成疗效可靠的方剂，下面我列举些四味药的方剂及其加减应用，作为学习"方"的一种新方法。

1.麻黄汤

主治：伤寒表证，症见恶寒发热，头痛，骨节烦痛，无汗而喘，脉浮紧。

组成：麻黄、桂枝、杏仁、甘草。

加减：

（1）麻杏薏甘汤：治风湿一身尽痛，发热日晡所剧者。

组成：麻黄、杏仁、薏米、甘草。

（2）麻黄加术汤：治湿家身烦疼者。

组成：麻黄、桂枝、杏仁、甘草、白术。

（3）三拗汤：治感冒风邪，鼻塞声重，伤风头痛，咳嗽多痰，胸满气短。

组成：麻黄、杏仁、甘草。

（4）大青龙汤：发汗解表，清热除烦。主治外感风寒，寒热俱重，全身疼痛，不汗出而烦躁。

组成：麻黄、桂枝、杏仁、甘草、生石膏、生姜、大枣。

（5）麻杏甘石汤：辛凉宣泄，清肺平喘。主治外感风寒，身热不解，咳逆气急，鼻煽，口渴，有汗或无汗，脉数，苔白。

组成：麻黄、杏仁、甘草、生石膏。

2. 香苏散

香苏散理气解毒，主治外感风寒，内有气滞，形寒身热，头痛无汗，胸胁痞闷，不思饮食，舌苔白腻。

组成：香附10克、苏叶10克、陈皮10克、甘草5克。

加减：

（1）正气天香散：治妇人一切诸气作痛，或上冲心胸或攻胁肋，腹中结块，经水不调，一切气病都治。

组成：香附、苏叶、陈皮、乌药、干姜。

3. 大承气汤

大承气汤主治阳明腑实证，症见潮热谵语，矢气频频，大便不通，手足濈然汗出，腹满按之硬，苔焦黄，脉迟而滑。

组成：大黄、芒硝、枳实、厚朴。

加减：

（1）小承气汤：治阳明腑证，症见谵语，便硬，潮热，苔黄，脉滑或数。

组成：大黄、厚朴、枳实。

（2）厚朴三物汤：主治腹部胀满，大便秘结等症。

组成：厚朴、枳实、大黄。

（3）调胃承气汤：治阳明病，症见恶热，口渴，便秘，腹满，苔黄，脉数。

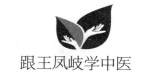

组成：大黄、甘草、芒硝。

（4）三化汤：治中风外有六经之形证，内有便秘。

组成：大黄、枳实、厚朴、羌活。

（5）黄龙汤：阳明腑证未去，而伤气血。

组成：大黄、芒硝、枳实、厚朴、甘草、当归、人参、桔梗。

（6）增液承气汤：滋阴增液，通便泻热。

组成：元参、麦冬、生地、大黄、芒硝。

（7）凉膈散：泻火通便，症见烦渴、面赤、唇焦、口舌生疮、咽痛、小便短赤等。

组成：大黄、芒硝、甘草、栀子、薄荷、黄连、连翘。

4. 四逆散

四逆散和解表里，疏肝调脾。主治肝脾失调、气滞不舒、脘腹胀痛等。

组成：柴胡、枳实、白芍、甘草。

加减：

（1）柴胡疏肝散：治胁肋痛，寒热往来。

组成：柴胡、甘草、枳实、白芍、陈皮、川芎、香附（或枳实改枳壳）。

5. 痛泻要方：

主治腹痛、肠鸣、大便泄泻、苔薄白、脉弦。

组成：白术、白芍、陈皮、防风。

6. 玉屏风散

功用：益气固表，止汗。治虚人感冒。

组成：生黄芪、白术、防风。

7. 白虎汤

白虎汤清热生津，治阳明热盛，口干舌燥，烦渴引饮，大汗出，脉大有力。

组成：生石膏、知母、甘草、粳米。

加减：

（1）白虎加人参汤：治伤寒表解，热盛于里，津气两伤，夏月中暑，汗出。

（2）白虎加桂枝汤：治温病无寒但热，骨节烦热，时呕。

（3）白虎加术汤：治湿温多汗，身重足冷，口渴，身重自汗。

8. 导赤散

导赤散治心经热盛，口渴面赤，心胸烦热或心移热于小肠，口舌生疮，小溲赤。

组成：生地、木通、甘草梢、竹叶。

加减：

（1）升麻清胃汤：治疗心胃俱热。

组成：生地、木通、甘草、竹叶、升麻、黄连、丹皮。

（2）导毒散：加车前子、血余炭、阿胶，治血淋极效。

（3）清胃散：胃有积热，上下牙痛，口气热臭，唇舌腮颊肿痛。

组成：当归、黄连、生地、丹皮、升麻。

（4）泻黄散：脾胃伏热，口燥唇干，口疮、口臭。

组成：藿香叶、栀子、生石膏、甘草。

（5）玉女煎：清胃滋阴，治烦热干渴，头痛、牙痛。

组成：生石膏、知母、熟地、麦冬、牛膝。

（6）青蒿鳖甲汤：养阴清热，多用于肺痨，骨蒸劳热。

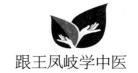

组成：青蒿、鳖甲、生地、知母、丹皮。

9. 香薷散

功效：祛暑解毒，化湿和中。

组成：香薷、扁豆、厚朴。

10. 理中汤

理中汤：温中祛寒，补气健脾，治中焦虚寒，症见自利不渴，呕吐，腹痛。

组成：人参、干姜、甘草、白术。

加减：

（1）桂枝人参汤：协热下利不止，表里不解。

组成：桂枝、甘草、白术、人参。

（2）附子理中汤：治脾胃虚寒，症见心痛、吐利、转筋等。

组成：理中汤加附子。

（3）枳实理中汤：除痞满，逐寒饮，治疗痰饮，止腹痛。

组成：理中汤加枳实、茯苓。

（4）连理汤：治呕吐酸水，脉迟弦。

组成：理中汤加黄连。

（5）理中化痰丸：治脾胃阳虚，寒饮内停，症见食少便溏，咳吐稀痰，手足不温。

组成：理中汤加姜半夏、茯苓。

11. 桂枝汤

功效：解肌发表，调和营卫。

组成：桂枝、白芍、甘草、生姜、大枣。

加减：

（1）桂枝加葛根汤：治项背强几几，汗出恶风。

（2）桂枝加大黄汤：治外感误下后，腹满而大实痛。

（3）小建中汤：补虚，和胃缓急，桂枝倍芍加饴糖。

（4）黄芪建中汤：治虚劳里急，中气不足。小建中汤加黄芪。

（5）当归建中汤：治产后虚弱不足，腹中痛。

组成：小建中汤加当归．

12. 四神丸

四神丸：主治脾肾虚寒，五更泻泄，不思饮食，脉沉无力。

组成：补骨脂、五味子、肉豆蔻、吴茱萸、生姜、大枣。

13. 四君子汤

四君子汤：健脾养胃，治运化力弱，食少便溏，脉细弱。

组成：人参、甘草、茯苓、白术。

加减：

（1）异功散：治呕吐、泻下，脾胃虚弱，不思饮食。

组成：四君子汤加陈皮。

（2）六君子汤：治脾胃不健，中气不足，饮食减少。

组成：四君子汤加陈皮、半夏、生姜、大枣。

（3）香砂六君子汤：治脾胃不健，消化不良，气胀。

组成：六君子汤加木香、砂仁。

（4）六神散：症治同上

组成：四君子汤加扁豆、黄芪、生姜、大枣。

（5）保元汤：补气温阳，治虚损劳却，元气不足。

组成：黄芪、人参、甘草、肉桂。

（6）生脉散：益气敛汗，养阴生津，症见心悸，汗多，体弱。

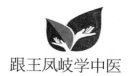

组成：人参、麦冬、五味子。

14. 四物汤

四物汤：治一切营血虚滞，妇人经水不调，脐腹痛。

组成：当归、白芍、熟地、川芎。

加减：

（1）四物汤加人参、黄芪，治血虚兼气虚。

（2）四物汤加桃仁、红花，治血虚兼血瘀。

（3）四物汤加肉桂、炮姜，治血虚兼血寒。

（4）四物汤加黄芪、丹皮，治血虚兼血热。

（5）四物加艾叶、香附，治血虚而出血。

（6）四物加黄柏、良姜，治血虚兼白带。

15. 八珍汤

八珍汤补益气血。组成：四君子汤加四物汤。

加减：

（1）十全大补汤：治虚劳，气血双虚。

组成：八珍汤加黄芪、肉桂。

（2）人参养荣丸：治积劳成损。

组成：十全大补汤去加五味子、远志、陈皮、生姜、大枣。

（3）泰山磐石散：治妇人气血两虚，可保胎。

组成：十全大补汤去肉桂、茯苓，加川断、黄芩、砂仁、糯米。

16. 大补阴丸

大补阴丸：治阴虚火旺，症见骨蒸潮热、盗汗。

组成：黄柏、知母、熟地、龟板。

加减：

（1）通关丸：热在下焦，小便不通。

组成：黄柏、知母、肉桂。

17. 酸枣仁汤

酸枣仁汤：虚劳，虚烦不眠，安神。

组成：酸枣仁、甘草、知母、茯苓、川芎。

加减：

（1）朱砂安神丸：主治心神不安，胸中气乱。

组成：黄连、朱砂、生地、当归、甘草。

（2）磁珠丸：心悸、失眠，视物昏花。

组成：磁石、朱砂、神曲。

18. 固经丸

固经丸：经行不止，崩中漏下。

组成：黄芩、白芍、椿根皮、黄柏、香附。

19. 琼玉膏

琼玉膏：养阴清肺，主治虚劳干咳，咯血。

组成：人参、生地、茯苓、白蜜。

20. 五汁饮

五汁饮：生津润燥，主治温病热盛，灼伤肺胃阴津。

组成：梨汁、荸荠汁、鲜芦根汁、麦冬汁、藕汁（或甘蔗汁）。

21. 增液汤

增液汤：增液润燥，主治阳明温病，津液不足，大便秘结。

组成：元参、麦冬、生地。

22. 二陈汤

二陈汤：燥湿化痰，理气和中。主治痰饮，咳嗽多痰，呕吐恶心，胸闷。

组成：半夏、橘红、茯苓、甘草。

加减：

《医方集解》："治痰通用二陈汤，风痰加南星、白附片、竹沥；寒痰加半夏、姜汁；火痰加生石膏、青黛；湿痰加苍术、白术；燥痰加瓜蒌、杏仁；食痰加山楂、神曲、麦芽；老痰加枳实、海浮石、芒硝；气痰加香附、枳壳；痰在皮里膜外加白芥子；四肢痰加竹沥。"

（1）小半夏加茯苓汤：治胃中水停，呕吐，下痞。

（2）香砂二陈汤：治胃寒体弱，呕吐。

组成：二陈汤加木香、砂仁。

（3）温胆汤：主治郁痰扰，虚烦不得眠。

组成：二陈汤加枳实、竹茹、大枣。

（4）导痰汤：主治一切痰厥，头目眩晕痛，坐卧不宁。

组成：二陈汤加南星、枳实。

（5）涤痰汤：治中风痰迷心窍，舌强不能言。

组成：二陈汤加胆星、枳实、人参、菖蒲、竹茹、生姜、大枣。

（6）金水六群煎：肺肾阴虚，湿痰内阻。治类中风。

组成：二陈汤加当归、熟地。

（7）小陷胸汤：痰热互结心下，按之则痛。

组成：黄连、半夏、全瓜、蒌实。

（8）滚痰丸：主治实热老痰证，症见癫狂、昏迷，苔厚腻，脉滑数有力。

组成：大黄、黄芩、礞石、沉香。

（9）竹沥达痰丸：主治顽痰。

组成：二陈汤加滚痰丸。

（10）半夏白术天麻汤：主治痰饮上逆，化痰息风，眩晕头痛。

组成：半夏、天麻、茯苓、橘红、白术。

23. 三子养亲汤

三子养亲汤：顺气降逆，化痰消食，主治老人食少痰多，气逆。

组成：紫苏子、莱菔子、白芥子。

24. 理中安蛔汤

理中安蛔汤：中阳不足，脾胃虚寒，吐蛔。

组成：人参、白术、茯苓、川椒、乌梅、干姜。

25. 消瘰丸

消瘰丸：软坚散结。

组成：玄参、牡蛎、贝母。可加：昆布、海藻、瓜蒌皮、丹皮、夏枯草、栀子。

26. 苇茎汤

苇茎汤：清肺化痰、逐瘀排脓，主治肺痈。

组成：苇茎、薏苡仁、桃仁、瓜瓣。

27. 大黄牡丹汤

大黄牡丹汤：泻热破瘀，散结消肿，主治少腹痛。

组成：大黄、丹皮、桃仁、冬瓜子、芒硝。

28. 薏苡附子败酱散

薏苡附子败酱散：主治肠痈，或慢性反复发作者。

组成：薏苡仁、附子、败酱草。

29. 四磨饮

四磨饮：主治七情气逆，上气喘急。

组成：人参、槟榔、沉香、乌药。

30. 生化汤

功效：活血化瘀，温经止痛。

组成：当归、川芎、桃仁、生姜、甘草。

（五）中药

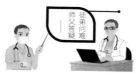

¤ 徒：老师，给我们讲讲中药吧！

⊕师：中药部分我将分为三部分讲。一是中药的一般知识；二是中药分类的主治功用；三是药对举例兼中药（配伍谈）。

1. 中药的一般知识

中药的种类很多，《本草纲目》中载有 1892 种，后来赵学敏在《本草纲目拾遗》中又增补了 716 种，以后各地又增补不少，目前估计中药有 3000 多种，其中虽然包括有矿物和动物药，但仍以植物药占大多数，所以中药的书籍都称之为本草。

中草药的产地和采集的时间直接与药物的疗效有着密切关系，前者称之为"地道药材"，如川贝母、广木香、云茯苓、岷当归等，后者如三月茵陈、四月蒿，"五月当柴烧"。

又如根有上升之气，如葛根、升麻；茎有走窜之能，能升、能降、能通，如苏梗、桔梗；叶能宣散，如桑叶、荷叶；

枝能走于四肢，如桂枝、桑枝；花能芳香发散、化湿、开胃，如玫瑰花、菊花；实有下降之气，如枳实、瓜蒌实；子更可下降，如苏子、莱菔子。还有如节、芽、刺、皮、心、络、藤等，其功用各有不同。

中药的炮制加工，对其药物功效也有影响。中药炮制的目的很多，有减轻药物的毒性，如半夏用姜水炙；有加强药物作用，如焦山楂、焦神曲、焦麦芽；有改变药物作用，如血余炭和荆芥炭。又有炮炙时可用酒、醋、盐、蜂蜜等，酒为发散，醋为收敛，盐以入肾，蜜以缓和补中，姜以和胃解毒，土炒以和胃，均有其特殊作用。

学习中药虽以主治功用为主，但更要明白中药的药理，如四气寒、热、温、凉及平性，五味有酸、苦、甘、辛、咸，还要掌握归经，以及有气味厚薄、升降浮沉等，这些药物的性能直接影响着药物的功效。

药物分类最早见于《神农本草经》，把中药分为上、中、下三品。上品为无毒的，大都为补益补养药，可久服长服。中品为无毒或小毒的，能治病又能养生，使用得当与否决定其作用。下品则都是有毒的，主要用于治疗寒热、积滞等疾病。这样的分类基本正确和实用。唐代以后大都遵此分类。到了明代李时珍的《本草纲目》，发展得更细，他把中药分为十六部六十类，十六部为水、土、金石、草、谷、菜、果、木、火、介、服器、虫、鳞、禽、兽、人等。每部又分出若干类为细目。例如草部又分为山草、芳草、湿草、毒草、蔓草、水草、石草、杂草、苔草等九类。其他各部也一样，共有六十类。这些分

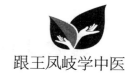

类对于学习和研究提供了有利条件。

2. 中药分类

（1）发散风寒药

药物：麻黄、桂枝、细辛、藁本、紫苏、羌活、独活、荆芥、防风、白芷、葱白、木贼、苏叶、苏梗。

此类药物主要用于风寒之表证，一般症见恶寒、发热、无汗或少汗，头痛体痛、口不渴、脉浮紧、苔薄白或白腻等。

此类虽均有发散风寒、发汗解表的作用，但有强弱的分别。其中，麻黄、桂枝、细辛、羌活、独活、藁本发汗力较强。

麻黄：发散风寒，治无汗之表证。

桂枝：解有汗（并不多）之表证。麻桂合用发汗力更强。

麻黄又有平喘止咳之功，利尿用之较少。桂枝又能温经通络，肩臂酸痛常用，经闭腹痛亦常配伍。

细辛：主散少阴经之寒邪、痰饮、咳喘，用为主药。风寒感冒较少用。

羌活、独活：不但散风寒，同时还能燥湿，风寒湿痹用之更多。

藁本：散太阳经风寒。主治巅顶头痛。

紫苏、荆芥、防风：为一般感冒常用药，发汗力量和缓。

紫苏：有苏叶、苏梗之分，叶主散风寒表证，梗主理气宽胸。

荆芥：既散风寒又散风热，又有理血解痉之作用。

防风：又有除湿之功能。

羌活、独活、防风、白芷：四药均有散风寒、祛风湿的作用。但羌活、独活温燥力强。防风甘润力缓。白芷还有排脓消

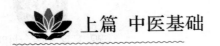

肿止痛的作用。

葱白： 发表通畅，配豆豉以代麻黄。

木贼：只用于目疾。

（2）发散风热药

药物：柴胡、葛根、升麻、豆豉、薄荷、桑叶、菊花、牛蒡子、蝉衣、辛夷、浮萍、西河柳、蔓荆子。

此类药适用于风热感冒，以及温热病初起：恶寒轻或无、发热重、口渴、咽痛、目赤等。

柴胡、葛根、升麻这三味药均有升的作用，但在运用上是有区别的。

柴胡： 和解少阳半表半里之邪，主治寒热往来，能疏解肝胆之气，醋炒可调经止痛。对中气下陷之泄泻、脱肛或痢疾等较少用，透疹现一般不用。

葛根： 对阳明经里热初起，表未全解或温热病初起，均可生用。中气下陷之久泻脱肛，须配健脾止泻药用，痢疾初起有表证时可用。如无表证一般还宜少用。痢疾治疗主以通利为主，早期忌用止泻。

关于透疹，麻疹少用，痘初起可用，见痘已出就不用了，瘢初起可用。

升麻： 升提力量较前二者大，并有解毒作用，一般热性病少用。主要用于升降中气，治脾虚泄泻脱肛、久痢不止、解毒、引药上治咽喉肿痛、透斑疹。麻疹不用，痘见早发后不再用。

豆豉、薄荷、桑叶、菊花、牛蒡子、蝉衣是常用药，其他药较少用。

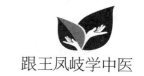

豆豉：平稳的发表药，一般温热病初起用为主药。配葱白能代麻黄，合牛蒡子、薄荷能散风热，配栀子治表不解、烦热懊恼。

薄荷：辛凉轻宣，温热病初起常配用。此药不单散风热，配辛温药亦常用以散风寒。

桑叶、菊花：既散风热又能平肝，散风热桑叶强，平肝泄热菊花良。

菊花：又分滁、杭、野三种，野菊花有解毒之功，滁菊花偏散，杭菊花偏平肝，各有所专。

牛蒡子、蝉衣：能除风热，又有透疹之功，尤以麻疹为常用要药。牛蒡子又有消肿治疮疡的作用。蝉衣定惊，以小儿惊风（脾虚易泻者慎用）及破伤风为特专。

辛夷：主用于颐风鼻渊。

蔓荆子：感冒头痛可配用。

浮萍：发汗力强（如冬之麻黄），瘾疹配薄荷。

西河柳：用于麻疹透发不快，体虚宜慎。

阴虚阳旺，气升呕吐，咳逆吐，忌用升麻、柴胡、葛根。

（3）清热泻火药

药物：石膏、知母、玄参、山栀、芦根、寒水石、竹叶、决明子、密蒙花、熊胆、谷精草、青葙子、白颈蚯蚓。

本类运用于温热病：高热、烦渴、神昏谵语，以及目赤翳障等。

石膏：性大寒，为清热要药，适用于表解热盛，大烦、大渴，脉大，谵语神昏，发斑等症。阳明经热证均为主药，临床内服

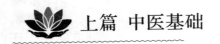

一般生用，并须重用先煎，煅后以外用为主，有护疮敛疮作用。敷抹疮口而无刺激。

知母、玄参：均有滋阴泻火、润肠通便的作用，适用于热病烦渴，劳热骨蒸。

知母：肺热咳嗽常配用。

玄参：另有解毒之功，咽痛、痈肿常用之。

山栀：为热性病常用药，并有利尿除湿之功。黄疸、淋病等系湿热所致者常采用之。栀子生用泻火较强，炒黑寒性略减而有止血作用，姜汁炒又能除烦止呕。

芦根：为清热辅助药，可用于表热初起，亦适用于热病伤津，肺痈咳嗽、胃热呕哕亦常配用，并兼有利尿作用。

寒水石：临床较少用，其作用与石膏相似，但其清热效力次于石膏。

竹叶：清上焦热，能化痰，并有利尿作用。

竹叶卷心：清心除烦，热病神昏用之。

决明子、密蒙花、谷精草、青葙子四药均为眼科之主药，常同时配用。

决明子：又有缓下的作用，慢性便秘用之甚效。

密蒙花：养血以明目。

谷精草：散风热以明目。

青葙子：清肝火以明目。

上述诸药明目功能相同，但其药理作用略有差异。

白颈蚯蚓：以两广产者为好。性寒主清热，并能镇痉，热病惊狂、小儿惊风常配用。

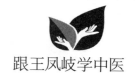

熊胆：云南产者为好。不仅能清热镇热，还有明目解毒作用。亦常配用治热病惊痫，目赤翳障等。

（4）清热凉血药

药物：犀角（水牛角）、牛黄、地黄、丹皮、地骨皮、银柴胡、白茅根、紫草、白薇、白头翁。

这类药有清热凉血之功，适用于热病惊狂、斑疹、失血、肿毒、血痢劳热等证。

犀角：主入心肝血分，清热凉血解毒作用很强，凡热病邪入营血所发生的神昏谵语，惊狂发斑，发黄吐衄等都为之要药。因犀牛为野生保护动物，故犀角目前都用水牛角代替。

牛黄：为牛胆中之结石，性偏寒凉，功能清心解毒、豁痰定惊、热病神昏、惊痫癫狂，牛黄为必用之品。目前一般都是合成药用。牛黄又为外科要药，能提毒能生肌，痈肿疔毒常配用，喉痹、口疮用之显效。

地黄：有鲜、干之分，二者均有清热凉血；养阴生津之功，但鲜者偏于清热凉血生津，干者偏于滋阴养血。热病阴伤，口燥、舌绛之津液不足用鲜者较强；血虚发热、消渴便秘，以干者为胜。热迫血妄行，鲜干均可用。

丹皮、地骨皮：为植物之根皮、均能清热，但丹皮入血分能清血分之热，地骨皮入阴分清骨间之热。临床上一般以无汗之骨蒸用丹皮，有汗之骨蒸用地骨皮。

丹皮：又有活血祛瘀作用。寒凉辛散，既能凉血又能活血，使血凉而不瘀，血活而不妄。经闭、癥瘕、肠痈、肿毒，用之良好。

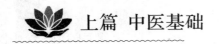

地骨皮：肺热咳血用之效果良好。

银柴胡：和柴胡是完全不同的两个东西。柴胡去半表半里少阳之邪，而银柴胡主退阴分之虚热。

茅根：除清热凉血外，又有利尿作用。与芦根功用似乎相同，但芦根偏于清气分之热，茅根偏于清血分之热，故桑菊饮里没有茅根，而有芦根。茅根能止血利尿，吐衄、尿血常用，此芦根所不及也。

白头翁：为血痢之要药，急慢性均可，以热毒血痢为最好。

紫草：凉血解毒，斑疹肿毒可用；可预防麻疹，但因性滑，便泻者忌。

白薇：既可清血热，又治阴虚发热，尤以热病后期之余热未尽为妙，妇产科之血虚发热用之效果也好。

（5）清热燥湿药

药物：黄连、黄柏、黄芩、龙胆草、茜草、鸦胆子、胡黄连、秦皮。

这类药均为苦寒，一般均有清热燥湿之功，主要适用于湿温证、痢疾、黄疸、湿疮、痈肿等。

黄连、黄芩、黄柏性味功用相同，但临床上各有所长。

黄连：偏于中焦，主泻心火。热病心烦、胸痞呕恶、痢疾疮疡效高。

黄芩：偏于上焦，善泻肺火。治肺热咳嗽为主，黄芩另有安胎之功能。

黄柏：偏于下焦，能泄命门相火。淋浊、梦遗、痿痹及下部湿疮功效较高。

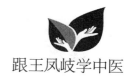

龙胆草：为泻肝胆实火之要药，如目赤、咽痛、口苦、惊痫，系肝胆火炽，龙胆草用为主药，主治肋胁痛、便毒、阴部湿痒。龙胆草既可内服又可外洗，此系清除下焦湿疮之功。

苦参：可治血痢、便血，但以疥癣湿疮为主，可内服又可外用，杀虫止痒效高。

鸦胆子：用于休息痢特效，止疟疾效高，宜装胶囊吞服，外用能治赘疣。

胡黄连：清热杀虫，治小儿疳积时用。

秦皮：燥湿清热，略涩性，能止崩带，但临床上以血痢用之为主。

（6）清热解毒药

药物：金银花、连翘、蒲公英、紫花地丁、山豆根、马勃、射干、青黛、大青叶、板蓝根、夏枯草、枳椇子、土茯苓、败酱草、马齿苋、漏芦、山慈姑、橄榄、鱼腥草。

这类药有清热解毒之功，主要用于痈、肿、疮、喉痹、斑疹、痢疾等证。金银花与连翘均为清热解毒之要药，痈肿疮毒及热病初期两者常同用。

金银花：炒炭又能治血痢。

连翘：又能清心热，治热病神昏。

蒲公英：多用于乳痈。

紫花地丁：多用于疔毒，是外科常用药

山豆根、马勃、射干：三药均为咽喉肿痛之常用药。

山豆根：寒性较大，治疗里热盛的咽痛为宜。

马勃：有散性，以风热引起的咽痛较好。

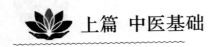

射干：消痰力强，咽痛痰多效强。

青黛、大青叶、板蓝根为同一植物，功用大同小异，均有清热、凉血、解毒的作用。

大青叶：大寒，热毒、斑疹、咽痛、失血用得多。

板蓝根：主要用于大头瘟。

青黛：外用为多，研末及敷药用，含石灰太多之故。

夏枯草：除清热外又能疏肝理气，主要用于瘰疬、目痛。近代研究发现治疗高血压效果亦很好。

枳椇子：主解酒毒。

土茯苓：为治梅毒要药，多服效高。

败酱草：内服治肠痈，外敷消痈肿。

马齿苋：热痢效亦好。

漏芦：用于痈肿、乳痈。

山慈姑：不但有清热解毒之功，治痈肿疔毒，同时又能化痰、软坚，可消皮里膜外之痰。

橄榄：清咽解毒，治咽喉热痛，又可解河豚之毒。

鱼腥草：为治肺痈的民间常用方。

（7）祛暑药

药物：香薷、藿香、佩兰、青蒿、大豆卷、荷叶、藕、西瓜、绿豆。

这类药是夏天暑病常配合应用的药，一般都有清解暑热、芳香化湿、和胃利尿的功用。

香薷：为夏天的发表药，相当于冬天用麻黄。以表虚无汗者为最宜，水肿亦可配用。有发汗、解暑、利湿、行水的作用。

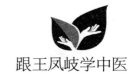

藿香、佩兰： 两者在功用上很相似，均有解毒和中、化湿的作用，夏天暑病常配用。一般暑湿表证以佩兰用多；胸腹满痛、呕吐、泄泻以藿香为主。

青蒿： 不但为清解暑热之良药，同时又治阴虚发热。

大豆卷： 有清水和麻黄水制之分，为夏秋暑湿病初起之主药。

临床上一般用麻黄水制的发汗解表。清水制的以利湿清热为主，发汗效力不大。

荷叶： 为暑病常用的辅佐药，主用于暑湿泄泻及失血方面，但新吐血者用藕或藕节为优。

西瓜： 有清解暑热、止渴利尿之功，用于夏天有益无损，俗有"天生白虎汤"之誉。

绿豆： 不但有清暑热、止烦渴之功，而且能解毒消肿，临床用绿豆衣为主。

（8）止咳平喘药

药物：杏仁、桔梗、紫菀、款冬花、前胡、白前、百部、马兜铃、枇杷叶、苏子。

这类药物具有止咳平喘化痰的作用，一般适用于外感性咳嗽，部分也治内伤咳嗽。

杏仁： 有止咳平喘之功，并有润肠通便作用，又有苦甜之分，苦者主用于肺炎之咳嗽气喘，宜于外感，有苦降温散之功。甜者用于肺虚之咳嗽，内伤适用，取其甘平润燥之性。

桔梗： 体轻质松，味辛，善能开泄肺气，温性不大，既能散风寒，又能散风热。外感咳嗽、痰吐不爽、胸满肋痛，以及肺有实邪者适宜。咽喉肿痛系外感风邪而引起者效果良好，阴

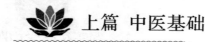

虚内热服之反坏。

紫菀、款冬花：功用大同小异，均有润肺止咳定喘作用。凡咳逆上气、咳吐脓血，二者常用，但也有一些不同。

紫菀：味苦用根，偏于降气，润中有降，又可利尿。

款冬花：是花而味辛，可宣肺，润中有散。

前胡：与白前功用大同小异，治痰热咳嗽，都有散性，前胡散强，白前降强。

百部：功能润肺杀虫，乃止咳灭虱良药，暴咳久咳均治，尤以劳咳为最。百部杀虫不但治体内虫，而对体外之虱效果更好，能内服又能外敷，并能烟熏用。

马兜铃：开泄肺气而清肺热，辛散不大，苦寒不甚，也非补品。偏于治肺热之咳喘。

枇杷叶：为清肺化痰止咳药，肺热咳嗽经常配用。

苏子：为降气化痰药，咳嗽痰多、气短者最适宜。便滑者慎用。

（9）清热化痰药

药物：贝母、瓜蒌、桑白皮、天花粉、葶苈子、天竺黄、竹沥、海浮石、海藻、昆布、青礞石、海蛤壳、猴枣、胖大海。

本类药物均有清热化痰之功，适用于肺热咳嗽、惊痫痰厥，以及热病痰迷心窍的神昏谵语及瘿瘤、瘰疬等证。

贝母：为清热化痰止咳药，适用于肺热咳嗽、咳痰不爽，以及肺痈、肺痿等，又有川贝母、土贝母、象贝母之分。

川贝母：甘润微寒劳热，止咳效佳。

土贝母：主要用于外科，能解毒消肿，乳痈瘰疬肿毒常用。

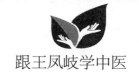

象贝母：开郁散结，外感风邪，痰热郁肺的咳嗽为宜，劳嗽忌用。苦寒泄降恐伤脾肺。

瓜蒌：为清润化痰止咳药，并兼有滑肠通便之功。临床应用又有"仁、皮、全用"之分。一般痰热咳嗽、胁肋作痛用皮，因其偏于化痰，而仁偏于润肠，用于燥热便秘。全用者化痰通便，结胸、实热便秘均可。

瓜蒌根：又名天花粉，有清热生津、解毒消肿作用，对痈肿既可内服，又可外敷。

桑白皮与葶苈子：均为泄肺药，是平喘行水的药，能治咳嗽、浮肿，但临床应用差异很大。

葶苈子：降泄力量很大，非肺实喘满者不宜。

桑白皮：作用和缓且能治虚咳喘满。

天竺黄和竹沥：功用相近似，均有清热豁痰、镇惊的作用，均用于热病神昏、小儿惊风、痰热惊厥等证。但竹沥性较寒，滑利性大，以高热神昏、痰多便秘为宜。天竺黄微寒性缓，一般小儿惊风常用。

海浮石、海蛤壳、昆布、海藻：主软坚消结，治也各有专长。

海浮石、海蛤壳：主治化痰而止咳。

昆布、海藻：治瘿瘤、瘰疬可用。

青礞石：临床以礞石滚痰丸为主，其功用是逐痰消食，对积食行痰实性者可用。

猴枣：为清凉化痰镇、痉药，用于小儿急性热病，以痰涎壅盛、发痉为宜。

胖大海：主要用于肺热干咳、咽痛失音，热结便秘也可配用。

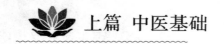
（10）温化寒痰药

药物：南星、胆星、白附子、旋覆花、皂荚、白芥子。

此类药均能温化寒痰，但临床上各有所异。

南星：温燥有毒，内服需炮制或胆汁制，具有燥湿化痰并有祛风之功，适用于风湿之痰所引起的中风、癫痫、破伤风等。外用生可治痰核肿疡；胆汁制后名曰胆星，温燥性大减，相反有化痰热、镇痉的作用。常用于惊风、痰厥、眩晕，小儿最宜。

白附子：功用与南星相似，偏于祛头面之风，偏正头痛、口眼㖞斜常用。

白芥子：不但有温肺气、化痰止咳的作用，同时又有散寒止痛之效能。

旋覆花：能降肺气、治咳喘，同时还能平逆，呕吐、嗳气常用。

皂荚：作用辛烈，善消痰，刺激性大，又能开窍，急救时常用。

（11）活血药

药物：丹参、当归、川芎、芍药、郁金、姜黄、延胡索、泽兰、五灵脂、苏木、乳香、没药、麝香、穿山甲、牛膝、三棱、莪术、桃仁、红花、益母草、王不留行、刘寄奴、水蛭、虻虫、䗪虫、瓦楞子、自然铜、皂角刺、月季花、凌霄花、降香。

此类药专能活血行瘀，治疗瘀血而成的病，用于月经不调、经闭、癥瘕、蓄血、痹痛、痈肿，以及跌打损伤，一般活血药孕妇慎用，破血行瘀药孕妇禁用。

丹参：主要能活血行瘀、调经止痛。妇科常用，以妇女月经不调、经闭癥瘕，有热性最宜，痈肿丹参亦可用，痹痛用之少，古有"一味丹参功同四物"的说法。

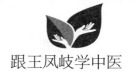

当归: 活血又补血,是妇科调经要药。妇女月经不调、经闭、癥瘕、腹痛(血瘀、血虚均可),以及胎前、产后均可用,外科、痈肿损伤及痹证均为主药。质润又能治脏躁、便秘(血虚最宜),赤痢、脓血痢均可配用,一般补血用身,破血用尾(酒炒者妙),止血用头(炭),和血用全当归。

丹参: 调经宜于血分有热。

当归: 宜于血分偏寒者。

川芎: 辛温芳香,走窜力大,既能活血止痛,又能散风、治头痛,同时还能理气。此药古有"血中气药"之称,乃为妇科要药,宜于血凝气滞的月经痛、经闭、癥瘕、产后瘀阻腹痛,系风寒外束者宜,内伤血虚、肝阳上升头痛者不宜。

芍药: 后世有赤白芍之分,白芍补而敛,赤芍散而泻,活血散瘀,血滞气凝、腹痛、胸胁痛效好,痈肿、痹痛有热者常配用。

姜黄、郁金: 为同一类植物。姜黄为根茎,郁金为块根,两者都能行气活血。气滞血凝的胸腹痛、胸胁痛(痈肿痹痛)常用。

郁金: 性寒而有凉血清热之功,能治吐衄血,以及热病神昏、癫狂等,黄疸亦可。

姜黄: 性温,破血烈于郁金,痹痛、痈肿多用。

郁金偏于治脏腑血瘀气滞之痛,而姜黄偏于治经络气滞血凝之痛。

白蒺藜: 以散风热为主,行血为次,用于目赤肿痛、头昏等症。

延胡索：为活血行气止痛药，适用于胸腹痛、痛经、产后腹痛、疝痛等。也用于外科，主要是止痛，尤以寒痛更佳，单用可以，与其他药配伍可使药力持续。

泽兰：用于妇科，对产后瘀血腹痛最为适宜，经闭腹痛亦效。

五灵脂：不但常用于产后腹痛及经闭腹痛，同时亦配用于胃痛、疝痛。

苏木：主要用于跌打损伤，经闭等少用。

乳香、没药：是树脂凝结之品，均有行气活血、止痛之功，为伤科、外科之要药。对跌打损伤、痈肿疮疡疼痛难忍疗效很好，妇女经行腹痛、产后瘀阻腹痛可用。

乳香：行气力强，没药破血力优。两者合用，能互相促进，即可内服又可外用，散用最好，汤煎不好。外用与麝香同用可消肿，治伤疮口外渗，能敛疮，防腐止血。

穿山甲：性偏走窜，善于攻坚破结，主用于乳痈痈肿未成能散，已成能溃；已溃勿用。

牛膝：有破瘀、补肝肾之功，临床上有川、怀、生、熟之分，川者偏于破瘀血，怀者偏于补肝肾。经闭、癥瘕、痈肿等一般生用，腰膝酸痛系肝肾虚者熟用为良。

牛膝用于下部，古有引药下行之说。

土牛膝：能治喉痹、血淋，今言治白喉效高。

三棱、莪术：均有化瘀血、行气止痛之功。经闭、癥瘕、瘀阻腹痛二者常用。一般认为化瘀血之力三棱好，而理气之功莪术良。

桃仁、红花：均为常用的活血行瘀药，常用于经闭、癥瘕及肿痛、跌打损伤之症。

桃仁质润又有润肠通便之功，红花行瘀力大。

藏红花：又有养血之功，行瘀力较缓弱。

益母草：与益母子功用相同，主要用以活血调经，为妇女月经不调、产后瘀阻腹痛常用，尤以产后用之广。

王不留行、刘寄奴：少用，前者可行气下乳，用于乳痈、乳汁不下，痈肿可用。

刘寄奴以伤科为主，外用可止血敛疮并能止痛。

水蛭、虻虫、䗪虫：虻虫性刚而猛，服后即暴泻，药过即止。水蛭服后虽不即泻，然其药力持久，又能外用，吸血消肿。䗪虫较二者略缓，但身有治伤科续筋骨之能。

三药均是动物虫类药，是较峻猛的破血药，三者常用于癥瘕、蓄血，但各有特点，三者都是孕妇禁用的。

瓦楞子：虽有化痰止血、软坚之能，但其临床应用偏于胃部，对胃逆吞酸最佳。

自然铜：为伤科要药，有续筋接骨之功。

皂角刺：能散瘀溃坚，治痈肿、乳痈未溃，已溃者勿用。

月季花：活血调经，力量缓和，可为引经药。

凌霄花：亦为活血祛瘀药，临床上用于月经不调、经闭、崩漏，配补血止血药用。

降香：民间用其避秽、预防传染病，亦有行血降气止痛之功。

（12）止血药

药物：三七、白芨、仙鹤草、大小蓟、阿胶、艾叶、茜草、藕节、侧柏叶、槐花、槐实、地榆、百草霜、棕榈。

凡这类用于失血病均须注意两点：①须根据出血原因，辨证进行配合治疗；②须配合行血药同用，以防留瘀之危。

三七：不但止血效强，行瘀力也不弱，是伤科要药，止血能治诸出血，行瘀而治跌打损伤，内外用均可，此药优点是止血而不留瘀，瘀去而不伤新血。

白芨：为胶黏性止血药，不但止血效高，同时补肺生肌力也强，内服主治肺病咳血，有空洞者更宜，还能治胃溃疡所致吐血。外用治金创出血、痈肿溃疡，以及烫火伤，干渗或麻油调敷。

仙鹤草：为涩敛性止血药，能治各种出血，效很好。

大小蓟：止血又能行瘀止血，炒用治吐衄血、崩漏下血，生用行瘀能消痈肿。

阿胶：止血又能补血，并有滋阴之功，临床常用于一切失血。尤以肺痨咳血为主。安胎亦常用，对血虚阴伤之胎动不安更有效。热病后期心烦、失眠系阴伤者效佳，临床用蛤粉炒或蒲黄粉炒成珠，或烊化服。

艾叶：可内服又可外灸。治疗范围很广，内服止血，尤以妇女崩漏多用，另有调经安胎之功。灸可温通经络、调和气血、祛寒湿，对腹痛、胃脘痛、关节风湿痛均有效，并有壮阳之功。

蒲黄：生用性滑能行瘀血，常配伍五灵脂同用，名曰失笑散，主治产后恶露不下、儿枕痛，以及经闭。炒黑收涩止血，配用可止各种出血，效好。

茜草、藕节、血余：三药均有止血化瘀作用，止血时炒用。

茜草：生用能治跌打损伤，但用之较少。

藕节、血余：为常用的止血辅助药。

侧柏叶、槐花：为常用的凉血止血药，能治各种出血。

侧柏叶：鲜用，打汁服止血更好。

槐花：含有芦丁，能减少微血管的脆性。

槐实：便血多用。

地榆：为涩敛性止血药，主要作用于下部，以便血、血痢为主，并以后期为宜。地榆用油调可治火烫伤，效果很好。

百草霜、棕榈：为止血辅助药，常配用。

百草霜：可做丸药之衣。

棕榈：止血力好，但止血易留瘀。

（13）泻下药

药物：大黄、芒硝、巴豆、番泻叶、郁李仁、蜂蜜、芦荟、火麻仁。

泻下药分攻下和润下两类。攻下药药力峻猛，起涤荡肠胃的作用。宜用于里实便秘而上气未衰者。对孕妇、产后、经期、老年人及久病体虚者忌用。

大黄：为寒性攻下药，主泻肠内宿食燥屎，并能清血分实热，湿热黄疸、热毒疔肿用之殊有良效，瘀血积聚、水肿配用大黄能增加疗效。

芒硝：为软坚攻下药，能消除肠中燥结之粪便，常与大黄同用，起协同作用，其力更强。又能消痰热，成药紫雪丸中即有芒硝。咽痛可口吹外用。

巴豆：为热毒性攻下药，其效在油，有腐蚀作用，临床用霜为主，能泻积逐水，成药多用于腹胸胀满急痛。

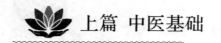

番泻叶：能消积通便，小量用既能通便又能增加食欲，大量用泻下力猛，有雷鸣腹痛和呕恶的不衣反应。

（14）润下药

药力和缓，起润滑肠胃的作用，适宜虚弱患者、老年人、新产妇及久病体弱肠、燥便秘者。

火麻仁、郁李仁：主治相同，均能润肠通便。

火麻仁：又有滋润作用。

郁李仁：又有利尿作用。

蜂蜜：既能润肠又能润肺，同时又能补中，缓和药性，丸药中常用蜂蜜。

芦荟：通便用之。一般用于无继发性便秘者。也能通经杀虫，顽癣可作膏外敷。

（15）理气药

药物：香附、木香、乌药、橘皮、陈皮、青皮、香橼、砂仁、蔻仁、川朴、枳壳、枳实、苦楝子、薤白、沉香、松香、荔枝核。

本类药具有理气解郁、芳香开胃之功，宜用于胸腹胀痛、嗳气、呕吐、泻痢等证。

香附、木香、乌药：都有理气解郁、宽中止痛，治胸腹胀痛之功，但临床上各有所专。

香附：性平，偏于疏肝气，解郁结，治精神不安、气郁不舒产生的月经病，以及胁胀、腹痛等，为妇科要药。

木香：辛温香辣，偏于健脾气，以理气宽中、消食为主，肠胃病之气滞积食、呕吐、泻痢为常用，治腹痛、泻痢及通窍为专长。

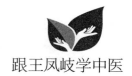

乌药：亦为辛温香辣之药，但较木香为逊，偏于下焦，温肾散寒为主，用于少腹冷痛、小便频数效强。

橘皮：辛辣，可健脾化痰，去白为橘红，辛辣更强，兼有发散之功；去红为橘白，以和胃为主。

橘核：主要用于疝气、睾丸肿痛。

橘络：能通经络，常配用于胸胁急痛。

橘叶：治乳痈、乳癌有效。

青皮：为橘之未成熟的果实，其性烈于陈皮，长于疏肝破气止痛，以胁痛、乳痛、疝气最为宜。

陈皮：偏于行脾气而理气，以健脾燥湿、化痰效优也。

香橼、佛手：功用基本相同，主要用于胃气不和、胸脘胀痛方面，为辅助药，但也略有区别。

佛手：止痛效强（鲜用效佳）。

香橼：化痰力优（化痰次于陈皮）。

砂仁、蔻仁：为常用的芳香健胃药，均有开胃消食、止呕恶、泻痢的功效，但临床上各有所偏。

砂仁：偏于中下部，由寒、湿、食所引起的腹痛、泻痢效高，另有安胎作用（壳花功同而力逊）。

蔻仁：偏于中上部，以湿浊气滞所引起的呕恶、胸脘胀闷为优，湿温初起常用。

厚朴：主以温中燥湿、散满，以寒、湿、食所引起的脘腹胀满、呕吐、泻痢为适宜。燥湿散满力强。

枳实、枳壳：枳实以消痞破积为主，壳则理气宽胸为主。枳壳近代研究发现枳壳对子宫下坠、脱肛、胃下垂有显著疗效，疝气亦效。

川朴：性温燥，有温中燥湿、散满之功。

枳实：性寒凉，攻逐力强，用于由湿热积滞所引起的心下痞坚效良。

苦楝子：亦为疏肝理气药，但性寒，止痛效很好，亦兼有杀虫作用，宜于疝痛、胁痛、虫积腹痛等。

薤白：温中通阳，能散寒痰郁结之胸痹，并可治痢疾。

沉香：主以降气纳肾，肾气衰弱、摄纳失职之喘急常用，脾胃虚寒治呃逆，胸腹痛亦常配用。

松香：主治气滞胃痛。

荔枝核：为疝气、睾丸肿痛专用药，胃痛、痛经者较少用。

（16）驱虫药

药物：使君子、槟榔、雷丸、鹤虱、榧子、芜荑、贯众、阿魏、大蒜、苦楝根皮。

本类药主要功能是驱除或杀灭人体肠道寄生虫，部分药又有消积作用。

使君子：主要能驱除蛔虫，小儿疳积最宜，一般用仁，微炒吞服或合丸服。

槟榔：杀虫效果良好，消积作用强。以杀绦虫、姜片虫效高，蛔虫次之，痢疾、食积、疟疾也经常配用。

雷丸：主杀绦虫，反应小而疗效高，但不能加热，一般生研吞服。

鹤虱：以杀蛔虫、蛲虫为主，绦虫亦有效。单服较少，一般配用苦楝根皮，内服能杀蛔虫、蛲虫，外治疥癣，可煎汤洗

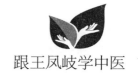

或油调敷。

榧子：为缓和的、无毒之驱虫药，以驱除钩虫效优，驱除蛔虫、蛲虫亦可配用。

芜荑：气臭，单用较少，常配用治各种虫积。

贯众：杀虫临床少用，止血效果很好，尤宜于崩漏（民间入水中，以此水能防止患传染病）。

阿魏：极臭，内服伤胃气，合丸药可用，但主以外用，能消积散痞。

大蒜：为日常菜类食品，对劳嗽、百日咳有很好的疗效，对细菌性痢疾和阿米巴痢疾也有良效。外用治皮肤病，洗溃疡疮口，能促进其早日愈合。

（17）利尿逐水药

药物：木通、通草、茯苓、猪苓、车前子、泽泻、滑石、萹蓄、瞿麦、萆薢、地肤子、竹叶、薏米、防己、大腹皮、茵陈、金钱草、半边莲、赤小豆、冬瓜皮、葫芦、苎麻根、蟋蟀、大戟、芫花、甘遂、商陆、黑白丑、石苇、海金砂、冬葵子、灯草、泽漆。

本章分利尿药和逐水药两类。利尿药药力和缓，主要作用在通利小便、淡渗水湿方面，对大肠不起泄水的作用。逐水药药力峻猛，大都有强烈的泄水作用，水肿痰饮属实、体不虚者可暂用，否则应禁用。

木通、通草：功用相似，均有清利湿热、通乳的作用，但木通味苦能清心火，泻降力强。通草甘淡质轻，主清肺热，泻降力缓，虽能通利，不甚伤阴，湿热不甚者用之最宜，而壅遏

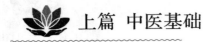

闭结之证，不及木通之提效。

茯苓、猪苓：均为寄生菌块，功效相似，利尿渗湿功同，但也有不同之处。

茯苓：尚有健脾化痰、宁心安神之功，又有白、赤、皮、神之分。

猪苓：专用于利尿渗湿，夏天多用。

车前子、泽泻、滑石：三药功用大同小异。

滑石：性寒，又能清暑，夏天之时令药。

车前子：又能明目。

泽泻：利尿效强，尿闭、泄泻均疗效很好。

萹蓄、瞿麦、萆薢、石苇、海金砂：均为治疗淋病之常用药。又有以下不同。

萆薢：又有祛风湿之能，治浊效强。

瞿麦：还有破血之功，血淋最宜，孕妇忌用。

地肤子、冬葵子：亦以利尿为主。

冬葵子：又有润肠通便的作用。

地肤子：煎汤外洗能治皮肤湿疹。

淡竹叶：竹本科植物，利尿为主，清心热为次，但不起主要作用，为辅助药物。

薏苡仁：既能利尿渗湿，又能健脾补肺，为富营养而易消化的谷类。炒用以健脾化湿效强，生用以利湿热、排脓效高，消水肿止泻也不弱，为肺痈、肠痈、脚气之常用药。

防己：苦寒，不仅能清利下焦湿热，同时又为祛风湿之要药。临床上有汉防己、木防己之分，习惯上汉防己治水，木防己治风。

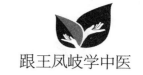

大腹皮：既行水又理气，痞满泄泻水肿常用。

茵陈：为治黄疸之要药，以阳黄效最强。

金钱草：为利尿药，对膀胱结核有显著功效。

半边莲：能利尿又能解表，对毒蛇咬有特殊疗效；血吸虫病后期、腹水疗效亦佳。

赤小豆：为较缓和的利尿药，水肿脚气可常用。

灯草：利尿清心除烦，朱砂拌后有安神作用，只做药引用，无主治之能。

冬瓜皮：常用于水肿。冬瓜子用于肠痈、肺痈。

葫芦：亦为水肿常用药，以陈者为优。

苎麻根：为利尿清热药，又有安胎之功，因热胎动者为宜。

泽漆：行水力大，外用可治瘰疬、瘘癣。

蟋蟀：利尿，以膀胱麻痹之尿闭效好。

大戟、芫花、甘遂、商陆：四药功用相同，均以泄水药为主，利尿次之。水肿实证者可用，逐痰饮也可用之。其中甘遂的药力最强。

黑白丑：又名续随子，亦以泄水为主，又能杀虫。去油则力缓，血吸虫病腹水各地用均有显著效果。

（18）祛风湿药

药物：苍术、秦艽、威灵仙、五加皮、苍耳子、桑寄生、桑枝、虎骨、白鲜皮、木瓜、豨莶草、蚕砂、白花蛇、海风藤、海桐皮、络石藤、丝瓜络。

本类大都用于风湿痹痛，其中部分药能治疗皮肤风湿疥癣、痒疹、癞等。

苍术：除治痹痛、足痿外，更能健脾燥湿，善治湿阻胀满泄泻等证。

秦艽：性较平和，既能散风湿，和血舒筋，治风湿痹痛，又能清骨蒸劳热，但需养阴退热药配用。

威灵仙：性猛力强，善走，痹痛久不愈者更宜，又能治骨鲠在喉。

五加皮：有散风湿、壮筋骨之能，风湿、湿痹、腰膝酸痛常用，并可制酒服，大部分以扫柳皮代用，此物有毒，不可常用。

苍耳子：为散风湿、杀虫药，适用于头痛、鼻渊及皮肤湿痒，全草连子熬膏常服，治大麻风很好。

苍耳虫：有消散肿毒之功。

桑寄生：为强壮性祛风湿药，对衰弱性的腰酸背痛及关节痛效更好，又能安胎，现代研究发现有降压的作用。

桑枝：为四肢风湿痹痛之常用药，但药力弱，不起主要的作用。

虎骨：以祛风湿、健骨为主，主治筋骨痿软，走窜疼痛，又有镇惊作用。现代用狗骨代替。

白藓皮：常用于皮肤病方面，如疥癣、湿疹，能内服又能外用止痒，黄疸亦可用。

木瓜：舒筋化湿，湿痹软筋多用。

豨莶草：善散皮肤风湿，湿疹效显，痹证可配，近代研究发现有降血压的作用。

蚕砂：散风湿，痹证、隐疹可用。

白花蛇：为祛风湿、镇痉药，痹痛、瘫痪、半身不遂均可

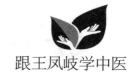

用，破伤风亦有效，疗大麻风也很好。

海风藤、海桐皮、络石藤： 均为治痹之专用药，常可配用。

丝瓜络： 能通经活络，治痛肿痹痛，并可止血，但力弱只起辅助之功。

（19）祛寒药

药物：附子、肉桂、乌头、干姜、高良姜、吴茱萸、茴香、丁香、草果、胡椒、毕橙茄、蜀椒、椒目、九香虫。

本类药主要是祛除脏腑中的沉寒痼冷，其中部分药又有回阳救逆的作用，临床适用于大汗亡阳、肢冷脉微、肾阳衰弱、阳痿无子、水肿及脾阳不足，治腹冷痛、运化力弱、呕吐泄泻及寒疝。

附子、肉桂： 为大热祛寒药，均有壮肾阳、补命门、祛风湿之功，但又有所不同。

附子： 以回阳救逆为主治，治大汗亡阳、肢冷脉微，以及脾肾阳衰的水肿、泄泻等，但治风寒湿痹之功不如乌头。

肉桂： 偏于下焦，以肝肾为主，除治沉寒痼冷外，又能引火归元，阴盛格阳之证可用，肉桂也治痹证，但以桂枝为优。

乌头： 又有川乌、草乌之分，草乌药力强而有毒，须熟用方可。

干姜、高良姜： 功相近似，二者均可散中焦寒邪。干姜又有回阳通脉之功（阳衰肢冷、寒性泻痢、痰饮等证常用）；高良姜则偏散胃寒，胃脘痛常用，止痛效佳。

吴茱萸、茴香： 二者都能祛寒疗疝。吴茱萸又能治胃寒之呕吐吞酸、胸腹痛及泄泻等证；另外，涂足心可引火归元，对

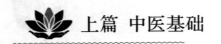

小儿口疮有奇效。茴香则兼有醒胃之功，并有大小之分，大者供调料用，鲜醒臭，小者则入药。

丁香：功专温中平逆，主要用于呃逆。

草果：以除痰截疟为主。

胡椒：散寒力强，但药用较少，为调料食品，拔除脏胃寒冷，治脘腹冷痛、泄泻。

荜澄茄：偏温，性同胡椒，亦以散寒为主，但主要是药用。

蜀椒：有健胃燥湿之功，并能杀虫，内服能驱除蛔虫，外用能治湿疹瘙痒。

椒目：主行水，治水肿。

九香虫：主要用于胃痛，阳痿少用。

本类药物多为温燥热性，用时不宜过量，过则灼阴伤津，需多注意。热证、阴虚内热者忌用。

（20）芳香开窍药

药物：菖蒲、麝香、冰片、苏合香。

芳香开窍药主要作用是开窍醒神，凡神志昏糊，只要属于实闭者，都可用之，有急救之功，使其神志清醒后进一步诊治，虚证忌用。

菖蒲：以开窍为主，常用于昏迷痰厥，但最适宜于秽浊不正之气，以及湿浊蒙蔽之昏厥。取其芳香辛开之功，小儿痰热惊厥也可用，少量以助开泄。开窍以九节菖蒲为主，也有用鲜者打汁，开胃口、噤口痢一般用石菖蒲。

麝香：辛温香窜，善于开窍，昏迷、实闭均可运用，内服以丸散成药为主。本品还能通经络，治痈疽、疔毒及跌打损伤，可内服或外用，又有散疗消肿止痛之功。

冰片：辛香，能开窍治惊厥、昏迷，合成药内服清热明目，治目赤生翳，以及咽喉肿痛、口疮溃烂等，主要是外用。

苏合香：芳香次于麝香，且无通络消肿之功，临床上的苏合香丸有温开之功。

（21）安神定志药

药物：酸枣仁、柏子仁、远志、珍珠母、龙齿、琥珀、丹砂、磁石、合欢皮（花）。

安神定志药主要有养心安神的作用，适用于惊悸健忘、虚烦失眠等证。

酸枣仁、柏子仁：均有安神止汗之功，临床上常用于惊悸失眠，以及盗汗等证，但柏子仁还能润肠通便，酸枣仁又能生津。

远志：治失眠，以心肾不交为宜，化痰止咳，以寒饮痰嗽为宜，消痈肿，以痰阻络之痈肿可用，其他如烦热失眠、肺热干咳、热毒痈肿均非所宜。

珍珠母：清热镇惊、明目，合丸内服治小儿惊风，研末外用治咽喉腐烂及目翳不明。

龙齿：系古代爬行虫齿之化石，质重体坚，主以镇静安神，治惊厥癫狂、失眠，一般生用。煅后与龙骨相似，主要用于固涩。

琥珀：有定惊、利尿、化瘀之功，临床适用于小儿惊风、产后儿枕痛及血淋等证。

丹砂：为心经镇静安神之主药，常用于惊厥癫狂、失眠。本品又可外用，治痈疽溃烂及咽喉腐肿，有防腐之能，做丸药之衣又有防霉之功。

磁石：重镇潜阳，主要用于气喘及肝阳上升之头晕、耳鸣，但不宜久服。

合欢皮、合欢花：主要用于治疗失眠，但力弱，只起辅佐的作用。

（22）镇惊熄风药

药物：羚羊角、犀角、玳瑁、石决明、天麻、钩藤、全蝎、蜈蚣、僵蚕、蛇蜕。

镇惊熄风药一般具有平肝潜阳、熄风、镇惊的作用，适用于热极生风或肝阳上升所引起的惊厥癫狂、痉厥抽搐、头晕目眩等。

羚羊角：为清热镇痉之要药，临床上对于高热发痉、抽搐、目赤翳障等用之效好。目前一般用山羊角代替。

犀角：主入心经，清心凉血，解毒。高热神昏、血热妄行之吐血、衄血及疔毒之攻心等用之效高。目前用水牛角代替。

羚羊角、犀角二者虽均为动物之角，但羚羊角主入肝经，清肝火，善于镇痉，痉厥抽搦用之最宜，另外，还有明目之功。

玳瑁：善于清热解毒。时珍曰：功同犀角。

石决明：为平肝潜阳之要药，生用则潜降力强，并有清热熄风之功，能使肝火、肝阳迅速下降，煅用则潜降力缓，清热效能亦减弱。

天麻：能熄风镇痉，而无解热作用，临床主用于头晕、目眩、中风不遂，小儿惊风亦常配用，效果较好。

钩藤：为常用的清热镇惊药，尤以小儿高热惊风最为适宜。大人之肝风头晕、头痛亦可配用。

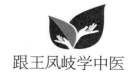

全蝎、蜈蚣：均为有毒之虫类药，功用都以镇痉为主，但以实证为宜，血虚生风则忌用，临床上惊厥抽搐、破伤风及偏中风均可应用，功效上又有以下不同。

蜈蚣：力大而猛，又能治蛇咬伤。

全蝎：力量稍缓，一般抽搐全蝎已能胜任。蜈蚣则须在病情严重，全蝎已不能有效时，用蜈蚣效果好。

僵蚕：散风热，头面风热则更宜，如咽喉肿痛、风痰腮肿头痛、头风的疗效很好，镇痉治小儿惊风及口眼㖞斜等。

蛇蜕：主治皮肤风痰，明目亦可用之。

（23）补气药

药物：人参、太子参、党参、黄芪、甘草、饴糖、大枣、白扁豆、白术、山药。

本类药主要用于脾肺气虚所产生的各种疾病，如少气懒言、动作喘乏、四肢困倦、大便溏泻等症。

人参：为补气之主药，效力最强，为气虚病要药，不但能增加全身抵抗力，同时能固暴脱，如大出血、大汗吐泻、暴脱虚喘更宜。临床常用于胎前产后虚损病、病久体虚病，而不复津亏血虚等。本品并有扶正托邪之能，体虚邪恋不解及痈疽久溃不敛均可配用。人参一般分为三种：生晒参、红参、白参。

生晒参、红参、白参：红参性偏温热，适宜虚寒及老人。生晒参药效如红参，但温性较弱。白参药力次于生晒参。

参芦：有催吐作用，可代瓜蒂用于体虚者。

太子参：功同人参，但药效较弱，所以宜于一般虚弱者，并须加重用量，以代人参。

党参：功亦近似人参，但力效难以持久，虚脱急证难以胜任，但其补血之功胜于人参。

黄芪：生用重在走表，能固卫气、敛汗托疮，是排脓与疮疡溃后或久则不收口之生肌良药。炙用重在走里，有补血益气之能。中气下陷、泄泻脱肛、子宫下坠有良效。益气又能生血，为气血虚弱之补益之品。另，黄芪还有行水消肿之功。

白术：以补脾燥湿利水为主，脾虚泄泻、水肿痰饮、胎动不安等常用。生用补中力强，炒用燥湿功良。炒焦除增加健脾之外，又有消导之功。土炒则能健脾厚土，泔水制消除燥气。白术生用尚有黏滞之性，须与枳壳同用为宜。

冬术：质佳效强，气香而健运。

广术：温而不燥，补而不腻，服后无饱满之弊。

山药：甘平，不寒不燥，既补脾胃又益肺肾，并有涩性，泄泻、遗精、漏下均宜，消渴用之效高。与白术相比，有以下不同。

白术：苦温补脾，燥湿偏于脾阳不足，宜脾虚有寒者。

山药：甘平益脾，偏于脾阳虚而遗精，消渴效强。

甘草：生用凉而清热解毒，外科常用。炙用温而补中，补药必配，在上治咳，在中补脾胃。在下治痉痛，调和百药，使药性和缓，作用持久。

饴糖：缓中止痛，中虚腹痛为宜，肺燥干咳亦可配用。

大枣：甘缓补中，缓和药性，并能增加抵抗力。

白扁豆：味甘，补脾而不腻滞，性温化湿而不燥烈，为平补脾气之药，并有解毒之功。

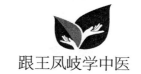

（24）助阳药

药物：鹿角胶（霜、茸、角）、肉苁蓉、巴戟天、淫羊藿、锁阳、狗脊、杜仲、续断、蛤蚧、冬虫夏草、紫河车、海狗肾、胡桃、葫芦巴、仙茅、蛇床子、羊肉、骨碎补、沙菀子、菟丝子。

本类药主要用于肾阳虚、命门火衰所产生的病证，如阳痿、腰腿酸痛、小便尿有余沥等症。

鹿之茸、角、胶、霜、末、白均为鹿之角之组成部分，其性都温，功用一般相似，但临床应用各有所异。

鹿茸：为鹿幼嫩而尚未骨化之角，功长以益精壮阳，阳虚精亏的一切虚损病如阳痿、遗滑、带下及腰酸腿软、寒冷无力均宜。

鹿角：已骨化，补性弱，主行血消肿，常用于漫肿、无头的痈肿及乳疮。

鹿角胶：用鹿角熬制而成，能补肾助阳，但效次于鹿茸，又有止血作用，崩漏久而不止且阳虚者为宜。

鹿角霜：为熬膏之残渣，力很薄弱，但有缩尿之功。

肉苁蓉、巴戟天、淫羊藿：三药均有补肾助阳之功，但临床应用亦有差别：

肉苁蓉：补力较好。

淫羊藿：壮阳力强，唯性不纯正。

巴戟天：补肾次于肉苁蓉，壮阳弱于淫羊藿。

另外，淫羊藿温燥走散，故又能治寒湿之痹痛。

肉苁蓉：温而不燥，反有润性，便秘可用。

巴戟天：温燥性较淫羊藿和缓，但又无肉苁蓉之润补，有

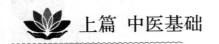

温散之性。

锁阳：功同肉苁蓉，可代用，但力较小。

狗脊、杜仲、续断：三药功用相似，都有补肝肾、强筋骨之功，常用于肝肾虚的腰腿酸痛。

杜仲：以腰痛为主，并能安胎，又有降压之功。

续断：亦能安胎，又治金创骨折，止痛效强。

狗脊：又有祛风湿之功，风湿痹痛能治。

蛤蚧：主用于肺肾虚的咳嗽，尤其是气喘。

冬虫夏草：肺结核后期用之效好。

紫河车：为补气补血益精药，一般劳损之病均可应用。也治气喘，但无蛤蚧效高，亦可壮阳益精，但比鹿茸和缓得多。总之，紫河车是一味较为平缓的补药，临床上一般合成丸药用。

海狗肾：性大热，益精壮阳效强。

胡桃：补肾纳气，并有润肺之功，肾虚咳喘用宜，肾虚命门火衰、遗精腰痛、大便秘结亦可用。

葫芦巴：温散下焦寒邪为主，小腹冷痛、寒疝用宜。

仙茅：壮阳力强，可暂用于一时。

蛇床子：以燥温杀虫为主，阴囊湿痒、滴虫、阴道炎、皮肤湿疹均可煎汤外洗。

羊肉：为冬月温补之品，有温暖下焦之功。

骨碎补：有益肾健骨之能，骨折损伤能治。

菟丝子、沙苑子：二药功用相似，都有补肝肾、固精之功，均可用于遗精、腰痛、小便频数等，但菟丝子助阳力比沙苑子效良，又能止泻；沙苑子则涩精强于菟丝子，又能治带下，并

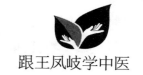

有明目之功。

（25）补血药

药物：熟地、首乌（藤）、桑椹、鸡血藤、龙眼肉。

本类药主要用于眩晕耳鸣、心悸不眠、月经不调等血虚病证。

熟地：既补血又滋阴，并能益精．血虚的月经不调、头晕目眩，阴虚的消渴，肾不纳气的虚喘，以及精亏的腰腿软弱、遗精等，均以熟地为主药，但对脾弱消化不良者，服之后易因滞腻引起满闷，可与砂仁同用。

何首乌：功似熟地而力稍逊，但腻性也小。

夜交藤：主宁心神而治失眠。

桑椹：补肾养血，不腻不燥，平补之品，力薄须常服。

鸡血藤：能补血又能行血，适用于血瘀之筋骨关节痛，或麻痹不仁、月经不调、跌打损伤亦可用之。

鸡血胶：补血胜于活血。

鸡血藤：活血胜于补血。

龙眼肉：主补心脾，养血安神，血虚心悸不眠者可常服。

（26）养阴药

药物：沙参、白芍、石斛、玉竹、天冬、麦冬、枸杞子、女贞子、旱莲草、龟板、鳖甲、百合、胡麻仁、茺蔚子、白木耳、鸡子黄。

本类药有养阴润燥的作用，适用于口干咽燥、潮热盗汗、久咳遗精、夜寐多梦及脏燥、便秘等阴虚火旺之证。

沙参：有南北之分，肺热阴伤咳嗽、虚热燥咳两者常同用，

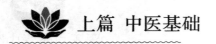

但又有以下不同。

南沙参：清肺火祛痰作用较强。

北沙参：养阴作用为优。

白芍：敛阴养血，柔肝止痛。凡阴虚血亏，肝木克制脾土所产生的腹痛、膈痛、胃脘痛、四肢挛急、虚汗、崩带均常用。尤以脘腹胁痛、盗汗最宜，阴虚小便不利亦可用之；又有赤白之分。

白芍：补而敛，养阴补血，补脾又能土中泻木，止血虚之痛。

赤芍：散而泻，活血行瘀，散邪行血中之滞，止血瘀之痛。

石斛：为养阴生津之要药，尤以生津为能，又有鲜、干、铁皮、金、耳环等五种之分，以铁皮及鲜者效最好。石斛还有解热毒之功，温热病热灼阴伤、液耗烦躁、口渴、舌绛无津常配鲜生地、鲜沙参同用（但清热力次于生地，生津较生地为优）。

干石斛：宜于一般胃阴不足或热病热已退，津伤未复，可作缓剂调服。

耳环石斛：养胃阴、生津液效用好，同时无寒凉碍脾之弊，老人、体虚而不宜太寒者最为适宜。

玉竹：味甘质润，专于养阴润燥，适宜于肺燥干咳，热病烦渴、阴伤津耗等，外感之咳表未解者宜慎用。

天冬、麦冬：均有清肺养阴之功。

天冬：寒甚而黏腻，并能滋肾阴。

麦冬：尚有清心养胃之能，能养胃阴而生津力强，热病心烦燥可用。

枸杞子：主要是补肾水，益肾精，有壮肾涵肝木之功，故

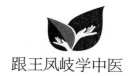

常用阴亏肝阳上升之头痛、眩晕，目疾系肝肾虚者也适用。

女贞子：补益肝肾，不寒不热、不燥不腻，为清补之品，但补力较小。

旱莲草：质重而腻，入肾补阴，有黑发固齿之能，并能止血。

鳖甲、龟板：功相类似，均有滋阴潜阳之功，阴虚阳越之证二者同用，但又有以下不同。

龟板：滋阴力强，并能止血。

鳖甲：养阴次于龟板，但有软坚散结作用，故瘀血、癥瘕常用。

百合：有补肺止咳、养心安神之功，适用于虚劳咳嗽、虚烦惊悸、百合病等。

胡麻仁：主补阴润燥。另，亚麻之麻仁能祛风解毒。

茺蔚子：别称三角胡麻，主要作用是活血调经。

以上三者功用各异，必须注意区分。

白木耳：为平补养阴之品，肺虚热常用，既可作药，又可作辅助食品。

鸡子黄：为营养之品，既有清热之功，又有养阴、宁心安神的作用。

（27）固涩药

药物：麻黄根、浮小麦、龙骨、牡蛎、山茱萸、五味子、金樱子、桑螵蛸、覆盆子、芡实、莲子（心、蕊、石）、白果、乌贼骨、赤石脂、余禹粮、诃子、肉豆蔻、乌梅、五倍子、罂粟壳、刺猬皮、石榴皮。

固涩药主要有固脱收涩的作用，临床上用于滑脱不能收敛

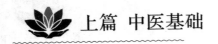

的出血不止、汗出不停、久痢、久泻、遗精多尿、白带等证。

麻黄根：以止汗为能。

浮小麦：效用相同，二者同用于自汗、盗汗，又有养心除烦作用，多用于脏燥。

龙骨：重镇固涩，镇惊安神。以生用为宜，收敛固涩以煅用效为强。与龙齿相比又有以下不同。

龙齿：镇惊安神，多用于心神不宁、惊悸失眠。

龙骨：收敛固涩多用，如遗精、带下、崩漏、虚汗用之较好。

牡蛎：味咸能软坚，消瘿瘤、瘰疬；性寒，能除热，退虚劳骨蒸；质重，能潜阳并有益阴之功。性能收敛，虚汗、遗精、崩带能止。生用软坚散结力强，如煅用，则收敛固涩功好。

山茱萸：酸收固涩（脱），以涩精止汗为主，尤以止汗力好，补肝肾的作用小。

五味子：以敛肺滋肾为主，临床上常用于咳、喘、遗精、虚汗及久泻等证，其中咳喘用之最多。

金樱子、桑螵蛸、覆盆子：三药功能基本相同，都以固精缩便为主，临床常用于遗精带下、遗尿、小便频数等。

金樱子：兼有涩肠止泻的作用。

覆盆子：又有补肾助阳之功。

芡实、莲子：二者均能健脾止泻、补肾固精，因此两者同用于脾虚泄泻及肾虚遗精、带下。

莲子：又分蕊、心、石莲三种。

莲蕊：涩性强于莲，遗精多用，并能止血。

莲心：清用以清心安神。

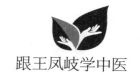

石莲：主要用于噤口痢。

白果：有敛肺止咳喘之能，久咳喘用之为宜。感冒新咳不用，性涩又能止带浊，但湿热者不宜。

乌贼骨：为收敛止血药，能止漏、崩、便血及外伤出血，带下亦能止。本品治消化性溃疡及下肢溃疡之功高，有生肌之能，又能治目疾。

赤石脂、余禹粮：均为涩肠止泻药，适用于久泻久痢及便血。赤石脂外用又能敛疮。

诃子：敛肺涩肠，适用于久咳喘急、久泻久痢、脱肛不收，一般止咳喘生用，而治痢则煨用。

肉豆蔻：辛温香燥，主要能暖脾肾而止虚泻、冷痢，腹部冷痛亦能用，但有积热者不宜。

乌梅：以敛肺涩肠功强，杀虫是以酸为能。古有"虫绞酸而忧"之说，因此能治蛔厥。外用又治脚鸡眼，有腐蚀恶肉之功。

五倍子：以酸涩为能，善止泻痢及出血，又能止咳，外用多可止血敛疮。药煎常用五倍子加工成品，功用一般相同，但偏于治咳。

罂粟壳：有敛肺止咳、涩肠止泻之功，并有止痛之能。

刺猬皮：入肠内以治痔疮为主，为收敛止血药，便血常用。

石榴皮：主涩肠治泻痢；根皮主杀虫，对于绦虫、钩虫有效。

3. 药对

我先后跟随许多中医界的老前辈如：秦伯未、祝谌予、陈慎吾、申芝塘、席与民、周信有等，又通过自己五十年的临床实用总结出一些用之有效的药对，现分为三大类用不同的表述

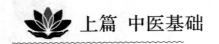

方式介绍给大家，仅供参考学习。

（一）类

杭白芍（入肝脾）和柴胡（入肝胆）

功能：升阳敛阴主治两胁胀痛，调和表里。

说明：其互用之意为用杭白芍之酸敛配柴胡之辛散。升阳疏散重用柴胡，敛阴缓解重用杭白芍。

主治：胸胁苦满，两胁胀闷。

常用量：白芍为柴胡的 3 倍。

旋覆花（辛温入胃）和代赭石（苦寒入肝）

功能：降逆止痛。

主治：消化性溃疡病、食道狭隘及横膈肌痉挛等，有降逆止呕、止痛止血、降气之功，气降则血亦降，故又有降血压作用。

常用量：旋覆花用 10g 以下，代赭石用 30g。

玫瑰花（入血分）、厚朴花（入气分）、代代花（入血分，入气分）

功能：芳香化浊，开胃理气。

主治：脾胃不和，气滞胁胀不思饮食，清浊升降不调而胃脘胀满不舒。

说明：一般牵引气胀满用厚朴花、代代花，而和血理气用代代花、玫瑰花。

熟地（入血分）和细辛（入气分）

功能：补真阴，填骨髓。

说明：细辛温通辛散，可去去熟地之腻；熟地补肾阴，引药入肾，防细辛之散治腰痛。

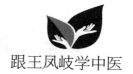

用量：熟地十倍于细辛，肾虚腰痛重用细辛。注意前人又有"经辛不过钱之戒"。

生地（入血分）和细辛（入气分）

功能：凉血，去上焦之热。

说明：细辛引药上行，合生地清上焦热，治上焦有热的牙痛及偏头痛。

用量：一般用生地 10g，细辛 1.5g。热重多用生地，痛重多用细辛。

熟地（补阴入肾，入血分）和砂仁（辛散，入脾胃，入气分）

功能：补血开胃。

说明：砂仁辛散去熟地之腻滞，主治血少肾亏、胃不和。熟地补血滋阴功甚，然而滋腻，故用砂仁和解，并可纳气归阴。若以补血、补肾为主则重熟地少佐砂仁，如和胃则重用砂仁少佐熟地。

用量：熟地 10g，砂仁 3g。

香附（血中气药）和苏梗（和血理气）

功能：理气解郁，胸腹胀满。

主治：吐后胸腹胀满不舒。

用量：香附 6g，苏梗 3g，重行气多用苏梗，重行血多用香附。

香附（入血气、肝及三焦）和台乌药（行气入脾胃）

功能：通气消胀，治腹痛。

说明：香附可行气理血，乌药有顺气走泄作用，使腹中胀气排出，治一切腹痛胀而不舒。

用量：香附 6g，乌药 15g，加炙甘草为小乌附汤，治疗腹痛。

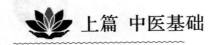

生石决明（入肝）和紫石英（入肝心）

功能：镇肝潜阳，有镇逆平肝之意。

主治：实性肝阳上亢（头晕、目眩、脉弦之实性高血压）。

用量：各15g或以上。

生石决明（入肝肾）和煅磁石（入肝肺）

功能：平肝补肾。

主治：水不涵木，肝阳上冲之，头晕、耳鸣，与紫石英并用则镇降力更强。

用量：各15g～30g。

晚蚕砂（入脏）和炒皂角子（入脾胃）

功能：软坚便。

说明：破坚瘕，疗腹中痛，又祛风利湿，二者相合可软便。或出现大便初头硬后便溏的症状时攻下使用可减少腹痛之苦。

用量：一般皂角10g，蚕砂6g。

夜明砂（入肝）和晚蚕砂（入肝）

功能：清肝热而明目。

说明：蚕砂清头目之风热治目疾，夜明砂明目，合用互得其所长，治肝热而致的目花生翳。

用量：夜明砂10g，晚蚕砂6g。

瓦楞子（清瘀散积）和半夏曲（降气）

功能：降逆治酸。

说明：合用治酸，半夏曲有止呕祛痰、降逆之功，二者合用治痰热之胃酸过多、吞酸嘈杂、胃脘胀气、上逆最宜，但不

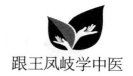

止痛，重降逆用半夏曲，治酸重用瓦楞子。二者常与香附、苏梗同用行气除胀。

用量：一般瓦楞子6～10g，半夏3～10g。

桔梗、薤白、枳壳、杏仁

功能：行气，主治胸间满闷，胀而不舒。

说明：桔梗升，枳壳降，杏仁行右，薤白行左，所谓上下左右无气不通。治气机不利、气不行的胸膈胀满不舒（开胸顺气）。

用量：一般均在1.5～6g。

杜仲（入肝肾）和续断（入肾）

功能：强腰肾。

说明：二者合用强腰肾力更强。治肾虚腰痛为最佳，亦可治腰腿软弱无力或妇女崩漏、胎动不安。

用量：杜仲10～12g，川断6～10g

羌活（入肝及膀胱）和独活（入肝肾）

功能：祛风通络。

说明：合用之后上至巅顶，下至足跟，无处不到。治风痹、周身酸痛。

用量：一般3～4.5g。

丹皮（凉血）和丹参（活血）

功能：活血祛瘀，生新。

说明：丹皮散血中之伏热，丹参活血生新，散结定痛，是血分药，主治阴虚有热带有瘀血之证。二者用于风热入血，治疮疡。丹参又有活血祛瘀，生新消肿之功，用于消化性溃疡。

用量：一般在 4.5 ～ 10g。

旋覆花和海浮石

功能：化痰止咳。

说明：旋覆花辛温开肺，海浮石清肺降火、化痰，一开一清，相合妙用。治痰热咳嗽、痰吐不爽、胸闷不舒。

用量：旋覆花 4.5 ～ 6g，海浮石 6 ～ 10g。

旋覆花和半夏曲

功能：治痰稀而不难吐出。

说明：旋覆花辛温开肺，半夏曲燥湿化痰。

用量：均在 6 ～ 10g 之间。

海浮石和黛蛤散

功能：顽痰吐不尽。

说明：化顽痰，治黏痰。

用量：各 10g。

沉香油和陈皮炭

功能：行气消胀、止痛。

说明：沉香油开胃行气，陈皮炭行气消胀。

用量：4.5 ～ 10g。

半夏曲和枇杷叶

功能：咳嗽已久，吐痰稀者可用。

说明：二者祛痰，半夏曲微燥去稀痰，枇杷叶润肺化痰，一燥一润相合更好。

用量：一般用 6 ～ 10g。

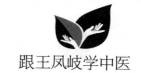

鸡内金（入脾）、紫丹参（入肝）

功能：祛瘀生新。

说明：鸡内金养胃阴，生胃津最好；紫丹参祛瘀活血，生新止痛。

主治：①消化性溃疡的胃脘痛、吞酸，以及胃口不开，胃阴受伤。②肝脾肿大。

用量：一般用 6 ～ 10g。

茺蔚子和白僵蚕

功能：除邪祛风。

说明：茺蔚子活血，僵蚕祛风，都有疏通作用，合用治顽固性头痛。

用量：一般用 6 ～ 10g。

黑升麻和黑芥穗

功能：升阳止血。

说明：升麻升清阳，黑芥穗止血。主治子宫出血、大便下血。

用量：升麻 3 ～ 4.5g，芥穗 6 ～ 10g。

制首乌（入肾）、白蒺藜（入肝）

功能：益肾平肝。

说明：用脑过度之头痛，因水不涵木之昏蒙最好，有益肾平肝之效。头痛甚重用白蒺藜。

用量：一般均用 10g 左右。

生地（补血、凉血）和熟地（生血）

功能：生地凉血生津并能退热；大熟地强肾阴而养肝血，虚不受补者常用。

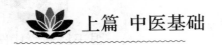
用量：一般均用 10g 左右。

桃仁（入血）和杏仁（入气）

功能：行气活血。

说明：桃仁活血行瘀，杏仁行气散结。

用量：一般均 10g 左右。

生内金和谷、麦芽

功能：生胃气，养胃阴。

说明：用于久病毫无食欲，胃津亏损，胃无生发之象。内金养胃津，生谷、麦芽升发胃气。食面胃不适者予麦芽，食谷胃不适者予谷芽。

用量：各 10g 左右。

车前草和旱莲草

功能：利尿行水。

说明：两者合用方名为二草丹，治小便不利、血淋、砂淋。车前草有清热利尿作用，旱莲草能凉血止血。

用量：一般用 6 ～ 10g。

炒芡实（补脾肾、固精）和建莲肉（健脾补中）

功能：健脾止泻、固精，治妇人白带。

说明：合用健脾补肾、固精，止泻。

用量：一般均用 10g 左右。

冬瓜子（行水）和青橘叶（行气）

说明：消胀除满，胸腹有水用之较好。

用量：冬瓜子 15 ～ 30g，青橘叶 6 ～ 10g。

马勃（主宣）和青黛（主泻）

功能：清热，治咽喉疼痛。马勃清宣肺气，解郁散热；青黛散郁，泻火清热。

主治：口喉生疮，上焦有热之痛。

用量：马勃 3g，青黛 4.5g。

海桐皮（专能祛湿）和左秦艽（专能祛风）

功能：祛风散湿，治腰腿痛。

主治：腰腿痛，秦艽治下半身疼痛为最好。

用量：一般均用 6 ～ 10g。

细辛（酸敛）和五味子（通散）

功能：止咳。

主治：咳喘，敛中有散，酸中有辛。

用量：细辛 0.1 ～ 0.3g，五味子 1.5 ～ 4.5g。

半夏曲（降逆止呕、化痰）和建神曲（和胃）

功能：止呕和胃，胸中嘈杂。

主治：胸中嘈杂，呕吐泛酸。

用量：一般均用 6 ～ 10g。

莱菔子（降气通利）和莱菔缨（行气退胀）

功能：降气通利，行气退胀。

用量：一般均用 3 ～ 10g。

青皮（入肝血）和陈皮（入脾气）

功能：宽中利膈，消胀止痛。

用量：一般均用 6 ～ 10g。

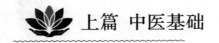

郁金（入血）和枳壳（入气）

功能：气血双行，主治两胁胀满。

用量：一般均用 6 ～ 10g。

海浮石和海金砂

功能：通利小便。

说明：海金砂淡渗湿热，利小便；海浮石化坚行瘀，主治小便淋漓、尿道疼痛及膀胱结石。

用量：一般均用 10g。

枳实（行气在腹）和枳壳（行气在胸）

功能：胸腹胀闷，上下不通。

说明：合用消除胀满，又有止痛作用。

用量：一般均用 3 ～ 6g。

血余炭（去腐生新、止血）和左金丸（通胃宽肠）

主治：胃口不佳并兼有泄泻。

说明：二者相合治痢疾。

用量：左金丸 4.5 ～ 10g，血余炭 6 ～ 10g。

茯苓（入肾，通心气以交肾）和茯神（入心，宁心安神）

功能：交通心肾。

说明：治心肾不交，心慌少气或虚寐不安。

用量：茯苓 6g，茯神 10g。

茯苓（渗湿利水）和益智仁（温肾固涩）

功能：固涩小便。

说明：治肾虚所致之小便淋漓及混浊。

用量：茯苓 10 ～ 15g，益智仁 4.5 ～ 10g。

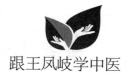

炙白前（散风除痰）和炙百部（散热止咳）

功能：清热化痰。

主治：感冒后表已解，咽不痒，肺热欲起者。

用量：一般均用 6 ～ 10g。

远志（化痰开心窍，痰盛重用可祛之）和菖蒲（芳香开窍，胃呆滞用之效好）

功能：通心窍。

主治：头晕，心神不安，烦乱发呆。

用量：一般均用 4.5 ～ 6g。

白茅根（入血，清血分之热）和白葛根（入气，清气分之热）

功能：发汗去热。

主治：合用治感冒烦躁，高热不安。

用量：干者用 10 ～ 15g，鲜者用 30g，配伍可加豆豉、山栀。

蔓荆子（散风热）和青连翘（清邪热）

功能：祛风清热。

主治：风热袭于上焦所致头痛最好。

用量：蔓荆子 4.5 ～ 6g，连翘 10 ～ 15g。

盐橘核（入肝）和盐荔枝核（入肝肾）

功能：治痰，软坚散结，消肿。

说明：治小肠疝气、阴囊肿痛、癥瘕积聚及妇女虚寒性白带。

用量：一般均用 6 ～ 10g。

生牡蛎（入肝肾，固涩安神）和生龙齿（入肝心，镇静敛阴潜阳）

功能：安神收涩，敛阴潜阳。

主治：龙齿生用镇心安神，益阴潜阳；牡蛎咸以软坚，气实以除热，质重以潜阳，又能涩敛益阴。治心神不安，神散易惊，睡不安，久痢久咳用龙齿较好。

用量：生牡蛎 10 ~ 15g，生龙齿 30g。

白前和前胡

功能：降气止咳，化痰。

说明：前胡散风热，白前祛风降痰，二者相合主治感冒初起之咳嗽，痰不化出，咽痒气上逆。

用量：一般均用 4.5 ~ 10g。

杭白芍（收）和桂枝（散）

功能：调和营卫（通四肢）。

说明：杭芍固里护荣，又有缓痛之效，桂枝祛邪和卫，又有通四肢之功，合用治太阳表证，荣卫不和，四肢周身尽痛，四肢抽搐，或正气素虚而脊背觉冷又有燥汗（虚）之荣卫不和之象。当与少阳之寒热往来相鉴别。

用量：白芍 6g，桂枝 3g。

（二）类

吴萸配黄连名左金丸，能平肝制酸。

干姜配黄连能除胸中寒热实邪痞。

肉桂配黄连名交泰丸，治心肾不交之失眠。

木香配黄连名香连丸，治下痢赤白。

柴胡配黄芩能清肝胆热。

柴胡配白芍能清肝和胃。

柴胡配升麻能升提中气。

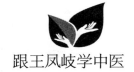

知母配黄柏清下焦湿热。

苍术配黄柏能治湿热或痿。

知母配贝母名二母散，能清肺热。

苍术配厚朴能逐湿邪。

厚朴配黄芩能化脾胃湿热。

桑叶配菊花能清头目风热。

桑叶配黑桑椹名桑麻丸，治肝阳头晕。

枸杞子配菊花能明目。

乌梅配甘草能生津止渴。

白芍配甘草能缓解疼痛。

桔梗配甘草能治咽干音哑。

当归配川芎名佛手散，能行血活血。

当归配白芍能养血。

当归配黄芪能补血补气。

桃仁配红花能行血通经。

蒲黄配五灵脂名失笑散，祛瘀止痛。

元胡配金铃子名金铃子散，治腹痛。

木香配槟榔能疏肠止痛。

三棱配莪术能消坚化瘀。

良姜配香附名良附丸，能治胃痛。

杜仲配川断治腰腿痛。

神曲配山楂能消肉食积滞。

豆蔻配砂仁能健脾胃。

枳实配白术名枳术丸能健脾消痞。

陈皮配半夏能化湿痰。

天冬配麦冬能清养肺肾。

皂刺配白矾名稀涎散，能吐风痰。

桑白皮配地骨皮名泻白散能泄肺热。

白矾配郁金名白金丸，能治癫痫。

生药配扁豆能补脾止泻。

补骨脂配肉豆蔻名二神丸，治脾肾虚泄。

生姜配大枣能和气血，健脾消痞。

枳实配竹茹能和胃止呕。

枳实配白术名枳术丸，能健脾消痞。

丁香配柿蒂能止呕逆。

旋覆花配代赭石能平噫气。

赤石脂配禹余粮能泻大肠而止泻。

金樱子配芡实名水陆二仙，能止遗精。

女贞子配旱莲草名二至丸，能补肾阴。

鳖甲配青蒿能滋阴退蒸。

半夏配硫黄名半硫丸，能治虚冷便闭。

常山配草果能止疟疾。

丹皮配山栀能清血热。

豆豉配葱白名葱豉汤，能通阳发汗。

生龙骨配生牡蛎能涩精气而镇静。

（三）类

行气

化橘红、竹茹

生稻芽、焦六曲

白芍、甘草

代代花、绿萼梅

玫瑰花、合欢花

生薏苡仁、扁豆衣

佩兰、荷叶

扁豆花、藿香

芋莲、娑罗子

木香、砂仁

藿香、荷梗

丁香、柿蒂

安神

百合、柏子仁

生龙骨、生牡蛎

远志、小草

珍珠母、灵磁石

紫石英、百合

紫贝齿、灵磁石

补益

益智仁、山萸肉

金樱子、桑螵蛸

阿胶、龙眼肉

灶心土、浮小麦

分心木、炒芡实

地骨皮、丹皮

龟板、鳖甲

女贞子、旱莲草

生地、石斛

炒枳壳、元参

桑叶、黑芝麻

青蒿、白薇

血分

桃仁、杏仁

当归、赤芍

穿山甲、王不留行

生菜子、通草

仙鹤草、三七

海风藤、石楠藤

首乌藤、鸡血藤

桑枝、丝瓜络

夜明砂、制没药

化痰

半夏、川贝

枇杷叶、竹茹

儿茶、天竺黄

紫苑、款冬花

前胡、枇杷叶

金果榄、胖大海

板蓝根、甘草

薤白、瓜蒌皮

解毒

绿豆衣、绿豆花

金银花、蒲公英

杂类

薤白、瓜蒌皮

熟地、砂仁

苍术、黄柏

冬瓜皮、冬瓜子

石决明、草决明

白术、黄芩

天麻、钩藤

旋覆花、代赭石

胬肉攀睛

乌梅肉炭、山楂肉炭、黄芩炭、金银花炭、侧柏炭、干姜炭

（4）其他（必须牢记十八反、十九畏、妊娠禁忌歌诀）

中药十八反

本草言明十八反，

半蒌贝敛及攻乌。

藻戟遂芫俱战草，

诸参辛芍叛藜芦。

十九畏

硫黄原是火中精，

朴硝一见便相争。

水银莫与砒霜见，

狼毒最怕密陀僧。

巴豆性烈最为上，

偏与牵牛不顺情。

丁香莫与郁金见，

牙硝难合京三棱。

川乌草乌不顺犀，

人参最怕五灵脂。

官桂善能调冷气，

若逢石脂便相欺。

大凡修合看顺逆，

炮燖炙煿莫相依。

妊娠禁忌

禁用：破气、破血、大毒、：动物、矿石类药。

慎用：草药，如茅根、通草、干姜、薏苡仁等。

蚖斑水蛭及虻虫，

乌头附子配天雄。

野葛水银并巴豆，

牛膝薏苡与蜈蚣。

三棱芫花代赭䗪，

大戟蝉蜕黄雌雄。

牙硝芒硝牡丹桂，

槐花牵牛皂角同。

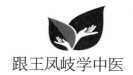

半夏南星与通草，
瞿麦干姜桃仁通。
硇砂干漆蟹爪甲，
地胆茅根与䗪虫。

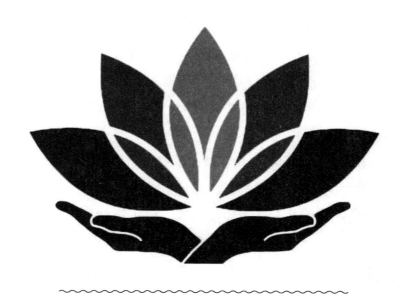

下篇　医话　医案

近几年来，人们对于健康的要求，越来越重视，前些时候我在学习明代医学家李中梓著的《医宗必读》一书中，有几段话受益匪浅，现摘录如下，与大家共享。李中梓说"病伤犹可疗，药伤最难医"，对于更有甚者时，他说"有时患者非是死于疾病，而是死于医药"，联想起当前我们也提出不要过度用药，特别是对于抗生素和激素的使用，要谨慎。中医古有"有故无陨，亦无损也"和"有是病用是药"及"中病即止"等告诫。

他在"不失人情论"一节中又说"大约人情之类有三，一曰病人之情，二曰旁人之情，三曰医人之情"。

病人之情，包括了每个人的体质不同，性别年龄的不同，性格喜恶不同，经济贫富，家庭和谐与否，生活习惯不同，有人讳疾忌医，有人有病乱投医等，以上这些都应详察细辨。

傍人之情，有人似执有据之论，而病情未必相符，或执肤浅之见，不知标本或尊贵执言难抗，或密亲偏见难回，又荐医不准等亦应注意。

医人之情，是指医生而言，既不该巧语诳人，强辩相欺，诡言神授，目不识丁，到了假托秘传又贪得无厌等，都应鄙度。

随着中西医学的交流，中西方对于疾病的生理病理也有异同，如西医的疾病常称血糖、血压、血脂等，中医文献中早有"古方新病不相能"的说法。现在临床时，患者也常向我们中医说血脂、血糖、血压高等医学名词，并且因此而引发许多种疾病，有的甚至是危重的病症，如脑梗死、心肌梗死、脑卒中等危及生命的现象，为了了解这些疾病的指标意义，这几年我仔细学习这方面的知识，得出了一些认识。例如，血糖是人体内的重

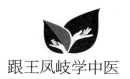

要能量物质，主要来源于食物（主要是从食物中的碳水化合物中消化变成的），但当血糖升高超过了人体的调解能力，便成了疾病，它会引起心血管及神经系统的疾病。另外，血糖的高低与人空腹和餐后两小时的标准是不同的，并且与饮食的含糖量、人的运动及人的情绪变化有关。随着人的年龄不同，血糖也有生理上的变化，一般说来，60岁以上的男女，可能都比年轻时要高一些。另外，血糖高除了会患糖尿病以外，在甲状腺功能亢进、巨人症、肢端肥大症、皮质醇增多症等患者，也有可能出现血糖升高，只是其症状不同，应当加以鉴别。

血脂是指血液中所含的脂质的总称，其中主要包括胆固醇和甘油三酯，它主要来源于食物中的脂肪，血脂高是冠心病和脑中风的主要致病因素。血脂随着年龄和性别的不同也有不同的变化，如女性比男性偏高，人到70岁以后会降低一些。血脂高者常见于动脉硬化、高血压、肾病、甲状腺功能减退、糖尿病、牛皮癣、老年人白内障、妊娠后期。胆固醇高能使动脉硬化，假若老年人脑内缺乏胆固醇又易患老年痴呆。甘油三酯是体内的一种脂肪，是人体能量的来源之一，如使用不完便储存在皮下脂肪，过多的甘油三酯会导致脂肪细胞改变和血黏稠度增高，这便有导致冠心病的危险，有时还会导致急性胰腺炎。血脂的高低亦与饮食有关。

我查阅一些中医文献，发现西医对于血糖、血脂变化引起的疾病症状的描述，大都属于中医的痰浊瘀阻所致，例如脑卒中为痰扰清空，前人所谓"内火痰阻"所致，心肌梗死为"痰迷心窍"。

其病理，中医也认为"夫痰即水也，其本在肾，其标在脾"，在肾者水不归源，水泛为痰，在脾者以饮食不化所致。中医还提出"治痰不利脾胃，非其治也"。在病因方面，中西医都认为与饮食有关，但治疗方面，急救以西医为优，而康复治疗方面中医又有优势。除了活血祛瘀，还有化湿祛浊、通经活络等多种方法。

以下是一些参考备用方剂。

· **二陈汤《和剂局方》**

组成：半夏 10g，橘红 15g，茯苓 10g，炙甘草 5g。

功用：燥湿化痰，理气和中。

主治：痰饮，胸膈胀满，头眩，心悸。

加减：治痰通用二陈汤，风痰加南星、白附子、竹沥；寒痰加半夏、姜汁；火痰加石膏、青黛；湿痰加苍术、白术；燥痰加瓜蒌、杏仁、芒硝；气痰加香附、枳壳；胁痰在皮里膜外加白芥子，四肢痰加竹沥。

· **温胆汤《千金方》**

组成：二陈汤加枳实、竹茹。

主治：胆虚痰热上扰，虚烦不得眠。

· **导痰汤《济生方》**

组成：二陈汤加南星、枳实。

主治：一切痰厥，头目眩晕，胸膈痞塞，胁肋胀满，头痛吐逆，坐卧不安，不思饮食等。

· **涤痰汤《济生方》**

组成：姜半夏 10g，胆星 10g，橘红 10g，枳实 10g，茯苓

10g，人参 5g，葛根 10g，竹茹 10g，甘草 10g，姜枣引。

主治：中风痰迷心窍，舌强不能言。

· 小陷胸汤《伤寒论》

组成：黄连、半夏、瓜蒌实。

功用：清热涤痰开结。

主治：痰热结于心下，按之则痛，苔厚腻，脉浮滑者。

· 半夏白术天麻汤《医学心悟》

组成：半夏 10g，天麻 10g，茯苓 10g，白术 10g，甘草 10g。

功用：补脾燥湿，化痰熄风。

主治：痰饮上逆，眩晕头通。

《医学心悟》的"眩晕门"中说："有湿痰壅遏者，书云头旋眼花，非天麻半夏不能除是也。"由此可见半夏、天麻善于祛痰熄风，所以历代医家常用天麻、半夏作为治疗眩晕头痛的要药。

对于治"痰"，前贤们认为"宣郁破瘀是治标，健脾化湿才是治本"，还有人提出，"痰则无论为燥痰、湿痰，皆由脾气之不足……不能健运而成者"，所以我认为现在常说的血糖、血脂等都与饮食、脾胃有关，因此饮食和脾胃既是病因也是治疗时应当给予重视的治疗方向。

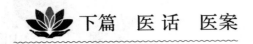
下面是两个患者给我的一点启发。

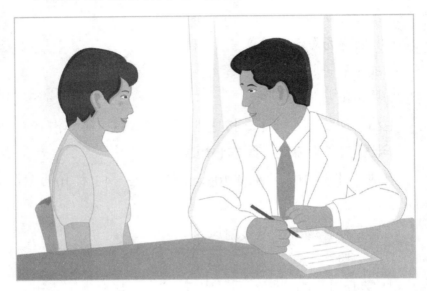

¤ **患者提问**

杨姓女患者，47岁，首次来诊（2015年11月20日）时对我说："大夫，我头晕、失眠，时时烦躁，爱出汗。"

¤ **医生解答**

我问她做过什么检查，服过什么药，她说曾做过化验，大夫说血脂高，吃西药半个月后，化验血脂已经正常，但以上症状没有减轻，现在想让中医调理一下。我认为她的病症不是血脂高引起的，用中医的辨证论治方法，这位患者月经已经开始延期不准，正值更年期内分泌开始紊乱，中医认为是肝肾阴虚，肾阴不足不能养肝而致肝阳上亢，故头晕；血虚不能养心，心神不安故失眠、烦躁，脉细弦。我用了丹栀逍遥散加仙灵脾、

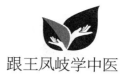

生牡蛎龟版及佛手等药，服了半个月后，症状明显好转，血脂也再未升高。

¤ 患者提问

张姓男患者，50 岁，因血压高来诊，2015 年 8 月 4 日初诊，人体高大肥胖，平素抽烟嗜酒，生活也不规律，经常眩晕、乏力、失眠，曾服硝苯地平控释片（拜新同）和阿司匹林肠溶片，现在血压基本稳定，但以上症状没有明显好转，现在来找我看中医。

¤ 医生解答

患者脉搏弦滑，舌苔厚腻，加之身体肥胖，中医认为此人痰湿过盛，痰湿上扰清窍故头晕，湿困脾胃故懒言乏力。我先用了温胆汤加半夏白术天麻汤服了 14 剂，症状有所减轻。进一步辨证，我认为是阳虚于下，湿积于内成疾而内动扰于清空，我又参考了尤在泾的治风之方：用二陈汤加竹茹、天麻、钩藤、细生地、羚羊角平肝化痰，只用了 28 剂左右，所述症状基本消失，血压稳定。

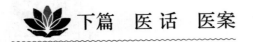
小结

　　对于血糖、血脂等，我学习了一些有关的西医知识后，认为应当全面深刻地理解，才能有利于我们更正确地分析和治疗这些痰病，避免患者出现恐糖恐脂症。

　　我认为血脂和血糖与人的精神情绪的变化有很大关系，所以有恐压恐脂心理的人，在治疗时，除了降糖降压的方药，更要加入疏肝理气和镇静安神的药。在治疗高血压和高血脂等疾病时，除了治血，更应重在除湿祛浊，既要燥湿化湿、祛浊，更要重视健脾利湿、温肾化气以舒通经络。